出汗异常——虚损

高 咪 朱建美 高振发 主编

天津出版传媒集团

天津科学技术出版社

图书在版编目（CIP）数据

出汗异常——虚损 / 高咪，朱建美，高振发主编. 天津：天津科学技术出版社，2025.2. -- ISBN 978-7-5742-2692-0

Ⅰ. R275.987.4；R255.5

中国国家版本馆CIP数据核字第2025CN4262号

出汗异常——虚损

CHUHAN YICHANG —— XUSUN

策划编辑：	吴文博
责任编辑：	梁　旭
责任印制：	兰　毅
出　　版：	天津出版传媒集团 天津科学技术出版社
地　　址：	天津市西康路35号
邮　　编：	300051
电　　话：	（022）23332392（发行科）23332377（编辑部）
网　　址：	www.tjkjcbs.com.cn
发　　行：	新华书店经销
印　　刷：	河北环京美印刷有限公司

开本 880×1230　1/32　印张11.5　字数203 000
2025年2月第1版第1次印刷
定价：68.00元

前 言

　　出汗是人体的正常生理功能，但出汗异常如自汗、盗汗、手汗、头汗、半身出汗、脱汗等则为病理状态。中医学里称之为"汗证"。

　　日常生活中我们常见一些患者，因为出汗异常而苦恼焦虑，并为此四处求医。

　　本书详尽论述了中医对各类汗证的治疗原则与方法，主要以经常性、规律性的出汗异常为主要病证特点，不包括外感风寒、伤暑伤湿、跌扑损伤等病证导致的那种一时性汗出异常症。

　　同时介绍了汗液的产生、功用、生理性出汗、汗液的调节机制、中西医对汗液异常在治疗上的特色等，并结合临证所得，对行之有效，取材方便的中医方剂、民间单方、外治疗法、饮食疗法、针刺疗法等多种疗法，以及调养、护理等诸多方面，也做了简单的介绍。

　　我们知道久汗易虚，汗证与虚证常常相伴，所以本书同时为读者朋友们介绍了虚损的各种调理方法。

　　虚损又叫虚劳，是中医病证名。是指由于先天禀赋薄弱、后天失养、杂病内伤等原因引起的，以脏腑虚证，气阴两亏，日久不复为主要表现的多种慢性虚弱症候的总称。我们说久病必虚，目前社会上常见的各类慢性病，大多存在这种虚损虚劳的证候。

中医有句名言叫：正气存内，邪不可干。通过阅读本书，能够使读者正确掌握各类增补人体正气元气的方法，进而达到改善体质、治疗虚损病症、延年益寿的目的。

全书以中医理论为指导，注重实用性，较为全面系统地介绍了各类汗证和虚损的病因病机、发病转归、临床证型的辨证与论治，以及相应方药的具体应用。同时还介绍了一些针灸、行气、按摩、饮食等疗法，使读者能进行有效的自我调养，更好地康复身体。

限于笔者水平有限，错误之处还请广大读者和同道批评、指正！

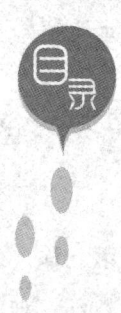

出汗异常

第一章 汗液的正常生理调节 …………………… 3
一、汗液是怎样产生的 ………………………… 3
二、出汗可调节体温、排泄废物 ……………… 4
三、不知觉发汗、知觉发汗和精神性发汗 …… 6
四、中医学对汗液调节生理的论述 …………… 9

第二章 出汗异常的常见病因和一般治疗原则 … 14

第三章 全身性汗出异常的辨证论治 …………… 17
一、自汗 ………………………………………… 18
二、盗汗 ………………………………………… 37
三、产后、手术后汗出异常 …………………… 56

第四章 局限性汗出异常 …………………………… 68
一、头汗（蒸笼头） …………………………… 68
二、鼻汗 ………………………………………… 74
三、手足汗 ……………………………………… 75
四、心汗（胸前汗出异常） …………………… 83
五、阴汗（阴部汗出异常） …………………… 86

六、半身汗出异常 ………………………………… 89
　　七、半边头汗 …………………………………… 90

第五章　有色泽的汗出异常 ……………………………… 95
　　一、血汗 …………………………………………… 95
　　二、黄汗 …………………………………………… 99

第六章　有异味的汗出异常 ……………………………… 103
　　一、狐臭 …………………………………………… 103
　　二、焦味汗 ………………………………………… 108

第七章　重危病证的汗出异常 …………………………… 111
　　一、战汗 …………………………………………… 111
　　二、脱汗 …………………………………………… 113

第八章　其他自我疗法 …………………………………… 127
　　一、针刺疗法 ……………………………………… 127
　　二、外治疗法 ……………………………………… 145
　　三、饮食疗法 ……………………………………… 149
　　四、锻炼辅助疗法 ………………………………… 161
　　五、调养护理 ……………………………………… 167

虚　损

第一章　概述 ……………………………………………… 173
　　一、什么是"虚损" ………………………………… 173

二、中医对人体的认识 ……………………………… 173
三、虚损的含义 …………………………………… 175

第二章　虚损的病因 …………………………………… 176
一、先天禀赋不足 ………………………………… 176
二、后天因素 ……………………………………… 178
三、人体正气自衰因素 …………………………… 184

第三章　虚损的发病与转归 …………………………… 186
一、脏腑的盛衰是发病的关键 …………………… 186
二、邪犯人体必伤正气 …………………………… 187
三、正邪相争因果为害 …………………………… 187
四、虚损证型的转归 ……………………………… 188

第四章　虚损临床证型的分类 ………………………… 190
一、局限性虚损证型 ……………………………… 190
二、整体性虚损证型 ……………………………… 191
三、虚损兼实证证型 ……………………………… 191

第五章　虚损防治概要 ………………………………… 192
一、正气内存，虚无所生 ………………………… 192
二、动静结合，培育正气 ………………………… 193
三、补虚益损，扶正固本 ………………………… 194
四、治疗虚损，脾肾为贵 ………………………… 195

第六章　虚损的辨证与论治·················197
一、脏腑虚损证治················　197
二、脏腑虚损兼病证治·············　233
三、津液虚损证治················　273
四、气血虚损证治················　278
五、阴阳虚损证治················　291

第七章　虚损病证自我疗法的选择与应用·······302
一、气功疗法···················　302
二、按摩推拿疗法················　313
三、饮食疗法···················　319

第八章　补益药的选择与应用·················324
一、补气药类···················　324
二、补阳药类···················　326
三、补津液药类·················　329
四、补营血药类·················　330
五、滋阴益精药类················　331

附一　食疗品种介绍·····················334
附二　针灸、按摩穴位图示·················344
附三　附方··························354

出汗异常

出汗异常

第一章　汗液的正常生理调节

一、汗液是怎样产生的

皮肤有一种很重要的附属器，那就是汗腺。汗液就是由汗腺所分泌的。汗腺是一种细长而弯曲的管状腺，广泛分布在皮肤的真皮层中。它在真皮深部或皮下组织浅层内盘曲成团，是一条螺旋形的孔道。汗腺在皮肤表面的开口，就是我们所熟知的汗孔。

汗液由汗腺分泌，通过汗孔而排到体外。在自然界中，人体的汗腺最为发达，全身汗腺的总数在200万～500万个。但是，汗腺数量的差异仍非常悬殊，例如一直在寒带生活的民族，每一平方厘米的皮肤表面，约有汗腺1636～2137个；而在热带长期生活的民族，每一平方厘米的皮肤表面，汗腺竟可以达到2589～4026个，另外也有极为罕见的先天性无汗腺的人。

汗腺又分为大汗腺和小汗腺，它们的分布和功能也有所不同。大汗腺的分布比较局限，仅仅分布在腋窝、外生殖器、肚脐和乳头的周围。它们的开口就在上述这些部位的毛根附近。大汗腺在人幼年时基本不分泌汗液，到了青春发育期其功能逐渐增强，汗腺的分泌渐趋活跃。

小汗腺的分布广泛，全身的皮下均有分布，尤其在手掌部、足跖部的分布更为密集，更为集中。当婴儿一离开母体，小汗腺就具备分泌汗液的功能了。

汗腺的分泌受交感神经支配，交感神经活动加强，汗腺分泌汗液的功能就活跃。汗腺分泌汗液的量和分泌的速度，受气象条件（尤其是温度、湿度、风速）、劳动强度、对高温的适应能力、情绪变化等因素的影响较大。

二、出汗可调节体温、排泄废物

出汗是蒸发散热的一种重要方式，在调节体温、维持机体体温的恒定方面有重要的作用。在出汗的同时，汗腺也将一部分代谢废物排出体外。

健康人每天全身排出的汗液为500~1000毫升。在寒冷的情况下，汗液的分泌量可能是零，而在炎热的情况下，汗液的分泌量可达每小时1500毫升以上。

出汗的速度（指单位时间内的发汗总量）取决于参与活动的汗腺数量和每个汗腺活动的强度。劳动强度越大，机体产的热越多，散热中枢的作用就增强，出汗的量也就显著增多。有人统计，参加马拉松长跑的运动员刚到达终点时的体重，可比赛前减轻二至三千克。而在气温高达39℃的西班牙举行第十二届世界杯足球赛时，英格兰某足球明星在参加了一场激烈的足球赛后，体重就减轻了四千克。

人所处的环境，对出汗的速度也有明显影响。环境的温度越高，出汗的速度越快；环境的温度降低，出汗的速度也随之降低。当然，如果在高温中的时间过久，汗腺疲劳，分泌汗液的功能也可明显减弱，发汗的速度也可骤降。环境的湿度大，汗液蒸发不易，体温也就不易散失，汗腺分泌汗液的速度必然加快，出汗量也就随之增加。因此，在气温虽高而又湿度较低的环境中，汗液蒸发较快，散热容易，出汗的速度也就不会过快。同样的道理，在气温较高而风速大的情况下，汗液容易蒸发，散热也较容易，出汗的速度就变小；风速小而气温较高时，由于汗液的蒸发较慢，体热的散失也就变慢，出汗的速度就必然加快。长期在高温环境下生活、工作的健康人，对高温环境已经适应，在体温尚未因环境高温的影响而随之升高时，出汗的速度会加快，以加速散热来适应环境。

在汗液中水分占99.2%～99.7%，其余为有机物，如尿素、尿酸、乳酸等，还有一些无机盐。在无机盐中以氯化钠最多，为0.3%～0.4%。汗液的成分和尿液十分相似，所以人体的汗液一般也带有一点咸味。

汗腺除了分泌汗液外，也能排出一部分代谢产物，如尿素等，因此也可将汗腺看作为排泄器官。汗腺排泄废物的功能和肾脏的作用是互相补偿的。天冷时，汗腺分泌汗液少，尿量就多；天热时，汗腺分泌功能增强，汗液的分泌骤增，尿量也就显著减少。在正常情况下，汗腺排泄废物的量较少，所以对机体代谢的影响不大。但是在患严重肾脏疾患时，肾脏排泄废物的能力会显著降低，汗腺排泄废物的能力就会显著增强，起到一定程度的代偿作用。例如尿毒症病人的汗腺可以大量排出尿素等含氮物质，甚至在病人的皮肤上形成一层结晶——"尿霜"。

三、不知觉发汗、知觉发汗和精神性发汗

机体每时每刻都依靠汗腺分泌汗液，以滋润皮肤、调节体温。在正常情况，人体一面消耗能量以维持人体正常的机能活动；一面又把多余的热散发到周围环境中去。多余的热量主要是通过血液循环被带到身体表面，由皮肤向外散发的。

皮肤的散热，随环境温度高低的不同而采用两种不同的散热方式：

当环境的温度低于人体的体表温度时，主要依靠皮肤表面的直接散热来实现。皮肤的直接散热有辐射、对流和传导三个途径。当人体的表面温度高于环境温度时，热量由皮肤向周围较凉的环境发散。例如，从向阳的屋内，走到背阳无风的荫凉房间，会产生凉爽的感觉，这是因为皮肤表面进行辐射散热；体表的热量，也

可以通过比体表温度低的空气带走。例如在炎热的夏季，一开风扇就会觉得凉快，这是因为皮肤表面进行对流散热的结果；体表的热量，还可以通过皮肤所直接接触的物体散热，例如把手放在冰凉的物体上或工作之余到泳池中游泳，都会有清凉的感觉。

随着环境温度的升高，通过体温调节中枢的调节，可以反射性地使皮肤血管迅速舒展，皮肤的温度随之迅速增高。因此，皮肤与环境之间的温度差距拉得更大。为了迅速散热，皮肤通过辐射、对流和传导等方式在单位时间内的散热量也就随之迅速增加，以维持体温的恒定。

但是，当环境的温度高出于人体体表的温度时，体表皮肤通过皮肤表面辐射、对流和传导方式散热的效率就很低了。此时，为了维持体温的恒定，人体的散热就全由汗液蒸发来承担了。

经过测定，每1克水蒸发成水蒸气时，可以带走大约536卡的热量，所以汗液蒸发能带走大量的热量。人体皮肤的蒸发散热，通常是通过"不知觉发汗"和"知觉发汗"这两种方式来实现的。

当周围环境温度较低，人体处于安静状态时，汗液蒸发主要是依靠"不显汗"方式，也就是依靠机体"不知觉发汗"的方式来散热，来维持体温的恒定。正常人在一昼夜内的"不知觉发汗"，会达到600~700毫升。

在高温环境下劳动时，由于机体产热量的增加，这些热量非但不能很好地散发出去，机体本身反而因受到周围物体的辐射和对流，增加了热量。因此，当周围环境的温度升到28～30℃时，人体皮肤的其他散热方式的作用越来越微弱，就会以出汗散热来维持体温的稳定。如果外界环境的温度超过了皮肤温度，达到34.5℃以上时，人体的物理散热功能都失效了，维持机体体温恒定的唯一途径，就只有依靠汗腺的大量出汗散热了。当然，在高温环境下所排出的汗液还不能完全以蒸发的方式散掉，而是形成成滴的汗珠淌下，因此不能完全起到蒸发散热的作用。特别是在高温、高湿及无风情况下更是如此。这种以"明显出汗"散热的方式，称作为"明显汗"，又叫作"知觉发汗"，或叫作"温热性发汗"。这种"温热性发汗"除了手掌和足跖外，身体其他处的汗腺都可出现大量的汗液分泌。在这种条件下从事重体力劳动，一日的出汗量竟可达6～8升。

汗腺分泌汗液的功能受交感神经的支配。所以，当人们在精神紧张或情绪激动时，也会引起一阵阵的出汗，这也是一种"知觉发汗"。这种"知觉发汗"的汗液主要见于手掌部、足跖部、腋窝部和额部，称为"精神性发汗"也就是俗话所说的"出冷汗"。

"温热性发汗"和"精神性发汗"在实际生活中并不能截然分开，往往是以混合的形式出现的。例如在紧张的体力劳动及剧烈的、竞争性很强的体育运动中的出汗，就是这两种方式的混合。

四、中医学对汗液调节生理的论述

中医学认为，汗属阴类，是人体体液的重要组成部分，是由津血转化而成的。

历来的医学文献都强调汗与血的内在联系，强调人体津液的多少、血液的盈亏与汗液分泌的密切关系。所以有"汗为心之液"、"津血同源"、"汗血同源"之说。

精、血、津液都是有形的物质，都来源于饮食精气。精、血、津液三者共同参与周身体液的调节，因此同属"阴"类。精与血可以相互滋生，相互转化。津液和血也同样是相互滋生、相互转化的。所以《内经》中明确指出：津液和调，变化而赤为血。又明确提出了：夺血者无汗，夺汗者无血的治疗原则（耗损血液的病人，不能再损耗他的汗液；耗损汗液的病人，不应当再耗损他的血液了。如果既耗血，又损汗，汗血耗损，津液大伤，就会出现阴脱或阳脱的严重病症）。所以汉代医学家张仲景在《伤寒论》一书中，更反复指出：亡血家（指经常有失血史者）不可发汗、衄家（指经常有衄血史者）不可发汗。

中医学理论又强调了汗液的生理调节与机体内脏功能的正常与否有着间接或直接的联系。认为任何一个脏器的生理功能变化，都可对汗液的生理调节产生直接的或间接的影响。其中尤以肺、心、肾三脏与汗的关系最为密切。

(一) 肺

肺的部位在膈上，胸腔之中，上连喉咙，开窍于鼻，在人体脏腑之中，所处的部位最高。肺的经脉下络大肠，所以肺与大肠，一脏一腑互为表里。

肺脏具有"主气"、"司呼吸"的生理功能。肺主气，包括主呼吸之气与主一身之气两个方面。肺主呼吸之气，是指肺有呼吸的功能，为身体内外气体交换的场所，维持了人体清浊之气的新陈代谢。肺主一身之气，是指整个人体上下表里之气均为肺脏所主，使肺吸入的自然界的清气与水谷精微之气汇聚于胸中，上出喉咙以司呼吸，又通过心脏将营养布散到全身，以维持正常功能活动的重要作用。

肺有宣发和外合皮毛的功能。肺气宣发，可推动气血津液散布于全身的脏腑经络、肌肉和皮毛。肺合皮毛，就可把水谷精微输布于皮毛，使人体的卫气充分发挥"温分肉，充皮肤，肥腠理，司开合"即外卫肌表的作用。

肺又有肃降与通调水道，参与水液代谢的作用。肺脏虽居胸中，位于上焦，但有清肃向下的功能。肺气宣散，水液就散布到全身（特别是皮肤），转化为汗，经由汗孔排泄到体表；肺气肃降，水液就下输到膀胱，转化为尿液而排出。所以中医概括肺在调节水液中的重要功能为"肺为水之上源"、"通调水道，下输膀胱。水精四布，五经并行"，即指肺气运行，凡肺气所及，则水液精微敷布全身，精微营养五脏，水液经气化变汗或尿排出体外，五脏经络气血就能正常地运行不息。

(二) 心

心位于胸中，外有心包，在机体脏腑中是一个最重要的内脏，有"心者，五脏六腑之大主也，精神之所舍也"(《灵枢·邪客篇》)之说。心的经脉下络小肠，所以心与小肠，一脏一腑互为表里。

心脏的生理功能是"主血脉"、"藏神"。津液是血液的主要组成部分。津液中最精华的一部分，能注入脉中，与营气相结合，上注于肺脉，"变化而赤"而成血。血液的生成，虽然来源于脾胃运化的水谷精微，但能在脉中运行不止，周流不息，以营养全身的皮毛、筋骨、经络、脏腑，主要是由于心气的推动。心藏神的生理功能，又称作为"心主神明"，是指心有主宰人的精神意识和思维活动的重要功能。凡因思虑劳心过度，或外邪侵扰，或因心血不足、心气虚亏、心阴耗伤、心阳虚衰，而导致心不藏神，心神不宁，均可引起汗液生理调节的失常。所以，历代医学文献又有"诸种汗证，皆属心病"、"汗证，心虚病也"的重要记载。

(三) 肾

肾位于腰部，左右各一，在机体诸脏腑中地位极为重要，所以有"肾为先天之本"的论述。肾藏精，开窍于耳及二阴（即前后阴。前阴指外生殖器及尿道，后阴指肛门）。肾的经脉络膀胱，所以肾与膀胱，一脏一腑互为表里。

肾的主要生理功能可概括为"藏精气"、"主水液"和"主骨生髓"。肾的精气是人体生长发育、生殖和维持其他脏腑正常生理活动的物质基础。肾能调节津液的输布以及废液的排泄，以维持机体的水液正常代谢。肾的精气，对机体各脏腑有滋养、润泽、推动、温煦等多方面作用，都对汗液的调节产生着重要而持久的影响。水液的吸收和转输离不开胃的受纳和脾的运化。津液的布散至全身以润泽肌肤、皮毛，化成汗液和尿液，离不开肺的宣散和肃降。而在水液传输、通调、代谢的全过程中，更离不开肾气的温煦、推动，也就是离不开肾的"气化"。

肺肾在经络上是相通的，因此在水液代谢上，肺主通调水道，为"水之上源"；肾主开合，为"水之下源"。所以，历代医学文献把肾在水液代谢中的这种重要的"气化"作用，称为"主一身之水液"，并干脆把肾脏称为"水脏"。如清代著名医家沈金鳌在《杂病源流犀烛·诸汗源流》中就明确地说：诸汗（指多种出汗异常病证），心虚病也。汗者，心之液，故其为病，虽有别因，其原总属于心。然肾又主五液……故汗之病专属心，汗之根未有不兼由心与肾。

第二章　出汗异常的常见病因和一般治疗原则

出汗异常的原因是多种多样的。现代医学认为：除了原发性多汗症以多汗为主要症状，罕见的全身性无汗腺症以无汗为主要特征外，一般的汗出异常都属于其他疾患的并发症状。

针对汗出异常，现代医学认为，首要的问题是查明汗出异常的病因，进行病因治疗。例如因病毒、细菌、寄生虫等所引起的感染，如流行性感冒、伤寒、败血症、结核病、细菌性心内膜炎、大叶性肺炎、疟疾、急性血吸虫病等疾患的发热过程中和恢复期，都可出现典型的汗出异常，治疗应以抗感染为主；各种原因所引起的痛症，如急性心肌梗死的剧烈胸痛，胃肠道痉挛所致的心腹痛，各种内脏炎症、梗阻（如急性胰腺炎、急性胆囊炎、胆石症、尿路结石等）所致的腹部及腰部的剧烈绞痛，妇女的痛经等，都可伴有程度不同的汗出异常，治疗以止痛解痉为主；急、慢性风湿病、内分泌疾患（如糖尿病、甲状腺功能亢进症、肾上腺髓质机能亢进症等）、慢性消耗性疾患，以及心、肾功能衰竭、各种原因的外科手术、大出血、产后及人工流产后等均可伴有汗出异常，一般以采用抗风湿、激素、输血、补液等对症治疗措施为主。对临证中一时查不出病因的汗出异常，或功能性汗出异常，一般采用抗胆碱药阿托品或普鲁苯辛等药物来抑制交感神经胆碱能纤维，以制止发汗，也可加用些溴化物、谷维素、镇静剂等以增加止汗效果。对于一些局限性汗出异常如手汗、足汗，治疗则以外用法为主。对局限性的狐臭症的治疗除局部用药外，还主张采用冷冻、激光、手术切除大汗腺等方法进行治疗。

现代医学对汗出异常缺乏应有的重视。无论是对临证存在的一时尚无法查清病因的汗出异常，还是已查清病因的汗出异常都很少重视，对临证大量存在的功能性汗出异常的病人，更缺乏深入的研究。所以现代医学对汗出异常的治疗方法较单调，效果也欠满意。抗胆碱类药物的强烈口干、脸面潮红、心率加快、心悸、兴奋不安等副作用，常使病员难以接受，治疗也难以坚持，停服药后，汗出异常又易于反复，长期疗效较差。例如，局限性臭汗症中的狐臭，各种手术方法均有一定疗效，但病人痛苦较大、局部皮肤损伤面积较大，复发率也较高。

中医学对汗出异常历来较为重视，通过历代医学家的辛勤劳动，中医学对汗出异常的归类分析、辨证论治的记载较为详细、全面，治疗手段别具特色，治疗效果也较为满意。

对汗出异常，中医学认为，首要的问题在于"辨证求因"，然后"审因论治"，强调"治病必求其本"的根本原则，提出"伏其所主（治疗疾病的关键），必先其所因（必须首先找出致病的根本原因）"的治疗方针。

中医学强调指出，阴阳、脏腑、经络、气血的偏盛偏衰，外邪、情志、饮食、劳伤的影响，均可导致汗出异常。同时对于每一种汗出异常，中医学又有表里、寒热、虚实的区别，分析比较细致，论治也较为具体。

中医学在汗出异常的治疗上，反对见汗即用大量敛汗药制止汗液的"头痛医头，脚痛医脚"的机械治疗，而十分强调根据病人禀赋的强弱、正邪斗争的形势、脏腑功能失常的表现，并结合病人的职业特点、居住环境、气候影响等多方面因素进行综合分析，区别轻重缓急，或以治本为主，或以治标为主，或标本兼治，从而决定是采用汤剂、丸散内服，还是外敷药物、止汗剂粉外扑，或是针刺。总之，要"圆机活法，志在救人"。

中医学对局限性汗出异常的治疗，也反对仅见局部的片面治疗方法，强调要"调整阴阳"、"补不足，损有余"，采取从整体着眼的治疗原则。例如，对于局限性臭汗症的治疗，主张以外治法为主，部分病人可内服药物与外用药物治疗相结合，效果也较满意。

综上所述，中医学与现代医学的理论体系不同，对汗出异常的诊治也各有特色，应当取长补短互相补充。其中中医学的理论及治疗经验，更有进一步深入挖掘，整理提高的必要。

第三章 全身性汗出异常的辨证论治

本书所介绍的全身性汗出异常,以全身性出汗过多为主要特征,是中医临证最常见,求医人数最多的汗证之一。全身性汗出减少(无汗)的病证,本书不作介绍。

全身性汗出异常常见于原发性多汗症、急性感染性疾患、内分泌疾患、慢性消耗性疾患及其他有关病证,其中除急性感染性疾患的急性阶段,其余应以伤寒及温病的六经辨证或卫气营血辨证治疗,均属中医杂病范畴,均可参照本节的诊治原则进行治疗。

反复、规律出现的全身性汗出异常可以是原有病证的一个主证或兼证。而反复、规律的全身性大量汗出异常,又可促使病人抵抗力的下降,加重原有疾患的病情,甚至并发其他更多、更复杂的疾患。

临证最为常见的全身性多汗异常,有自汗、盗汗,以及产后或手术后汗出异常三种。

一、自汗

中医认为:凡不因劳动、气候炎热等因素而全身性汗出过多,异于平常的病证即称作为自汗。据宋朝陈言所撰《三因极一病证方论·自汗证治》记载："无问昏醒，浸浸自出者，名曰自汗。"可见宋以前的医学文献所指的自汗，原无清醒与睡着的严格区别。只要是全身性汗出异常，都属自汗的病证。而宋以后的医学文献，有睡着汗出和盗汗，又鉴于自汗与盗汗的病机各有偏重不同，才逐渐把自汗明确定为清醒时汗出异常。

常见的自汗有气虚自汗、阳虚自汗、血虚自汗、痰证自汗、伤湿自汗等五型。此外，伤风、中暑、伤寒、温病、柔痉等多种病症也都可有明显的自汗兼证，只要治愈了这些病证，自汗兼证也就随之解除。

自汗的病人，清醒时即可汗出，活动后汗量明显增加。平时临床所见病人自汗的程度不一，相差悬殊。

轻型自汗的病人，一般静止时出汗较少，皮肤似潮似湿，稍觉黏意，活动后汗液稍增，入睡后即如常人，一般不伴有其他不适症状。

中型自汗的病人，一般静止时出汗已较明显，皮肤上汗液较多，衣衫常有潮意，稍事操劳或稍觉紧张，汗液顿时骤增。汗液的增减又常与气候的阴晴湿燥密切相关。入睡之后，汗液仍可外泄，但汗量又较清醒时明显为少。

重型自汗的病人平时汗液已明显增多，常可在就诊时，作出明确的诉述。此种自汗受情绪、气候变化及活动操劳影响明显。在静坐的时候，汗液也可点滴外流，常整日以毛巾、手帕揩拭不止，衣衫常如水中浸过，一日需数换。

中型及重型的自汗病证病人，常可伴有程度不同的自觉症状，主诉症状几乎从头至足均可涉及。暑夏时汗出多而不畅的病人，常可伴发密集痱子，瘙痒不堪，也因汗液流泄较快较多，祛痱药水之类搽抹不久，即易冲淡流失，祛痱效果较差。痱子往往此伏彼起，药施乏效。但又有不少病人，汗液虽多，汗出时间虽长，虽又在盛夏之时，也无痱子，这恐与禀赋差异及病体致汗的因素有关。此类病人因自汗过多，又常易受外邪侵袭，易受风、受寒、受湿，所以易患感冒、胃痛、泄泻等病。汗出过多而又持续时间过长者，又常可伴有皮肤色素减退或增多现象，形成汗斑。有的色素以面部沉着为多，久而久之也有先因汗多，局部痒感，渐见色素减退而成白癜风的。自汗多的病人常兼有气短、疲乏、心悸、纳少、喜静怕动等症。因久久不愈，心理也起变化，或烦躁易怒，或嗜卧懒言，或有心情抑郁、惶惶不安、百事俱废之感。

（一）气虚自汗

源流病机：气虚自汗的名称，早见于明朝医学家龚居中所撰痨瘵（结核病）的专书《红炉点雪》（一名《痰火点雪》）。气虚自汗多由肺气不足，营卫失和，表卫不固，汗液分泌失常所致。

证候特点：自汗以轻型、中型者为多，时觉汗出有恶风感，避风则虽汗出而不恶风，常在出汗后感到疲乏，或同时伴有短气现象。舌苔常正常，脉常缓，或无力。

治则：益气固表，调和营卫。

主方：

（1）桂枝汤（《伤寒论》）：桂枝6～10克　白芍6～10克　甘草6克　生姜3片　大枣10枚　水煎服。

（2）黄芪六一汤（《丹溪心法》）：黄芪20～30克　甘草3～6克　生姜3片　大枣10枚　水煎服。

（3）补中益气汤（《脾胃论》）：人参（一般用党参）10～15克　生黄芪10～15克　生白术12克　柴胡5克　当归10克　升麻5克　陈皮6克　甘草6克　生姜3片　大枣10枚　水煎服。

治疗体会：

（1）气虚自汗以汗出、疲劳感较甚为主要特征。汗出稍多，疲乏感加重，并可见有不同程度的短气。治疗药物中，以黄芪六一汤最为常用。黄芪六一汤是以黄芪六份、甘草一份相配而成，具体用量比例又可随临证所见而有所不同。黄芪六一汤可煎煮药汁当茶饮服，小儿服用也可稍加白糖以矫药味。黄芪六一汤中的姜枣，处方时不少医生易省略，笔者认为仍以加用为好，既可开胃进食，又可矫味，而且大枣还有补气血的作用。生姜的用量宜小，以免发散泄表；大枣的分量要适中，以免过用腻胃。服药汁毕，可将大枣拣出食之，以尽药力。如果汗多不止，在黄芪六一汤中加入糯米一小撮，和胃敛汗的效果更佳。

（2）桂枝汤对轻型和中型的气虚自汗均有效。一般平时易出汗，或有恶风感，或无其他见证时，均可应用。在服药后可喝一碗热稀粥，以养谷气，若挟有风邪，可覆盖衣被发一点汗，有助于自汗痊愈。若不挟有风邪，不必覆盖。若气虚证较重而自汗，脉弱而迟者，可用桂枝加芍药、生姜、人参（党参）新加汤。方中的生姜可按证情需要，或加重用量，或不增加用量。人参用党参10～15克代，芍药用量宜加倍。若气虚严重的，还可加用生黄芪12～15克，补气固表止汗的作用更佳。

（3）气虚自汗较重者，可肺脾同治。方用补中益气汤加麻黄根10克、五味子6克以敛汗、标本兼顾，见效亦佳。此方系金元时期著名医家李东垣所创制，加麻黄根、五味子也是东垣的经验。若是气虚自汗而易感冒者，也可直接应用此方。麻黄根既可透邪，又无过度发汗的弊病，可放胆应用。近代已故名医蒲辅周于体虚易感冒之人，每嘱用玉屏风散12克，煮汤代茶常服。此法用来治疗气虚自汗而又易感冒者，每亦见效。

（4）气虚系肺脾不足、脾运呆滞所致者，黄芪六一汤中加用陈皮6克、谷芽10克以醒脾助运，既可解参芪的壅滞，又可加速药性的发挥，可谓一举两得。

验案举例：

（1）林××，青年渔民。体素健壮。某年夏天午饭后，汗渍未干，潜入海中捕鱼，回家时汗出甚多。自此不论冬夏昼夜，经常自汗出。曾就诊数次，以卫阳不固论治，用玉屏风散及龙骨、牡蛎、麻黄根等，后来亦用桂枝汤加黄芪，均稍愈而复发。嗣到某医院诊治，疑有肺结核，经X射线透视，心肺正常。经历年余，体益疲乏，皮肤被汗浸显灰白色，汗孔增大，出汗时肉眼可见。汗出虽多但口不渴，尿量减少，流汗时间以中午和晚上多而上午少，清晨未起床前略止片刻。自觉肢末麻痹，头晕，惟饮食如常，虽未病倒，但不能参加劳动。脉浮缓重按无力。沉思此病起于流汗之际，毛孔疏松，骤然入水，水湿入侵肌腠，汗孔骤闭，汗污不及宣泄，阻于营卫之间。其病虽久，脏气未伤，故脉仍浮缓，应微发其汗以和营卫。

处方：桂枝梢9克　杭白芍9克　炙甘草3克　大枣7枚　生姜9克，水一碗煎至六分。清晨睡醒时服下，嘱少顷再吃热粥一碗，以助药力，静卧数小时，避风。

第三天复诊：服药后全身温暖，四肢舒畅，汗已止。仍照原方加黄芪15克，服法如前，但不啜粥，连进两剂，竟获全功。其后体渐健壮，七年未复发。(《福建中医药》5：35，1964)

(2) 李××，女，40岁。1974年4月3日诊。两年前，第五胎产后出汗较多，但未经治疗。此后便经常自汗。近一年半来，呈阵发性出汗，愈来愈甚。素畏风寒，汗后尤著。诊时见大汗淋漓，状如水洗，以毛巾拭之，随拭随出。问而得知：此般汗出，日数次至十数次，每于情绪激动或劳累后加重。曾诊为"自主神经功能紊乱"、"神经官能症"。常服谷维素、B1、维生素C、扑尔敏、阿托品等药，初服有效，继则无效。现全身乏力，时有心慌、面色苍白，精神疲倦，舌淡胖、边有齿痕，脉浮大无力。诊为气阴两伤，卫阳大亏，表虚不固之证，治宜益气助阳，固表止汗。

处方：黄芪30克　桂枝10克　白芍15克　附子（先煎）10克　牡蛎30克　炙甘草10克　生姜3克　大枣5枚，水煎分次服，三剂。

药后汗出大减，食欲增加。效不更方，继服三剂，汗止。唯时有心慌，原方加熟枣仁25克、五味子10克，又服三剂，诸证悉除。（《中医杂志》4：41，1981）

按：上两案均为气虚自汗治验案。案1因病虽久而仍属营卫不和，邪阻致病。因此，初诊用桂枝汤原方，并于服药后再吃热粥一碗，以助药力，使机体在微汗之中，营卫和谐而祛邪外出。二诊即加黄芪以加强固卫敛汗的功能，不必再吃粥以助发汗而收效。案2纯属表阳亏虚之证，所以在桂枝汤基础上，加入温脾肾的附子及重达30克黄芪以益气固表，并加重白芍用量以敛阴，加牡蛎以敛汗，药证相合，自然见效。二诊再加枣仁、五味子，不仅可养心安神，而且有助于敛汗，有助于巩固疗效。

（二）阳虚自汗

源流病机：阳虚自汗的名称，早见于明朝医学家孙一奎所撰《赤水玄珠·汗门》。阳虚自汗多由阳气虚弱，表卫不固，腠理不密，汗液外泄所致。

证候特点：自汗以中型、重型者为多。汗出较多，尤以上半身为甚。汗液常不黏腻，汗味偏淡。平时恶风畏冷，四肢欠温，汗后畏冷尤为明显。此外，并可伴见面色萎黄或㿠白，汗后精神疲惫，稍劳即极易疲乏。纳食欠香，或纳食尚可，而稍活动，或一进食则满身出大汗。大便正常，或便溏。舌常薄白而润，唯挟内热时，可有浮黄薄苔。脉多濡、细或大而无力。

治则：益气温阳固表。

主方：

（1）补中益气汤（具体方药见前）加麻黄根10克　五味子6克　水煎服。

（2）黄芪附子汤（《济生方》）：生黄芪15～30克　制附子10克　水煎服。

（3）桂枝二加龙牡汤（《外台秘要》）：桂枝6～10克　白芍10～15克　甘草6～9克　龙骨30克　牡蛎

30克　白薇10～12克　附子6～10克　黄芩10～15克　生姜3片　大枣10枚　水煎服。

治疗体会：

（1）阳虚自汗的病情较气虚自汗为重。临证特点常以面㿠白、畏冷、汗淡、舌润为主。此类病人或系素体阳气不足，或大病后阳气虚弱，或热病过服发汗药而致自汗不止。肥胖的人、老年人、素体虚弱或劳伤心脾者，每易患此种自汗。此类自汗，如辨证确凿，则见效颇佳。

（2）黄芪附子汤温阳固表卫，效果相当显著。方亦简洁实用。临证时仍可加少量生姜及适量大枣煮汁代茶。脾气不足及出汗过多的，仍可加用糯米一小撮同煎。药渣弃去之前，大枣仍可拣出食之，以尽药力。若气短症状较甚，可加党参10～15克，口干较甚可加沙参10～12克、元参10～12克以养阴清虚热。

（3）临证见阳虚自汗较甚，又有夜尿频、尿液清长、尿后余沥不尽等证的（尤以老年虚弱者多见），可用附子30～60克，单味煎煮2小时（一剂药可连煎四次，每次均煎2小时），煮汁代茶饮服以温脾之中阳，振肾之元气，作培本益元固卫之治，常有良效。不仅虚汗见敛，尿频及余沥得除，精神也可显见振奋。但是，所用药罐必须先用沸水洗三遍，后再加冷开水，待煮沸后再入附子，认真煎熬。凡加用之水，必须系熟水，不可用生水。又附子煎煮时间，不可少于2小时。若服药后觉头眩、舌麻、心悸，恐因附子毒性未尽所致，立即嚼服生姜红糖可解。

（4）阳虚自汗可直接以桂枝汤加附子6~10克治疗。《伤寒论》第20条："太阳病发汗，遂漏不止，其人恶风小便难，四肢微急，难以屈伸者，桂枝加附子汤主之。"张仲景用桂枝加附子汤原为治疗发汗过多而致阳虚自汗不止者，今借用治阳虚自汗，依然有效。

阳虚自汗而挟有内热者，症状寒热虚实互见，用《外台秘要》桂枝二加龙牡汤，既有桂枝、附子温阳固表，又有龙骨、牡蛎、芍药敛汗益阴，复有白薇、黄芩清热泻实，一方而备数用，临证每有大用。

验案举例：

申××久病之后，体气已虚，不慎风寒，又染外感，只宜培补剂中佐少许表药，殊不能视同日常表证治之。前医竟用麻黄汤发汗，因之大汗不止，头晕目眩，筋惕肉瞤，振振欲仆地，小便难，肢微拘急，呈状甚危。余见其人神志尚清明，脉现细微，汗淋漓未休，此由峻发之后，卫气不固，津液大伤，肾气亏竭而小便难，血不营筋而肢拘急，阳虚则水气泛逆，冲激于上，故振振而眩仆，是纯一阳虚之真武汤证，为水逆之重者。若不如是辨认，泛用漏汗之桂枝附子汤，虽能回阳而不镇水；如用苓桂术甘汤，虽能镇水而不回阳，皆属本证前阶段轻浅者言之，至阳虚水逆之本证，则以真武汤为适合，且应大其量以进。

处方：附子15克　白术12克　白芍12克　茯苓24克　生姜15克，并用五倍子研末醋拌成饼敷贴脐孔，布条捆扎，又用温粉扑身。

连进二剂，汗渐止。再三剂，不但汗全收，即眩晕拘急尿难诸候，亦均消失。后用归芍六君子汤加补骨脂、巴戟、干姜调理培补。(《治验回忆录·阳虚自汗》)

按：此案的治疗，既得力于辨证确凿，投药简洁，又得力于五倍子末醋拌调敷脐及温粉扑身敛汗，内外合治而获效益显。善后用归芍六君子汤加补骨脂、巴戟、干姜调理培补，肝脾肾同调。

(三) 血虚自汗

源流病机：血虚自汗的名称，早见于元朝医学家危亦林所撰《世医得效方·方脉杂医科》。历代文献都认为自汗属气虚、阳虚者多。但"气血同源"，临证所见血虚者气亦虚。血虚自汗多见于血虚而致气虚表卫失固，汗液分泌失常的病人。

证候特点：血虚自汗常突然发作于失血之后，如咯血、呕血、便血、月经过多或血崩漏下、产后或外科手术后。汗出量与出血量不成正比，常依不同病人的禀赋而有不同。如有的病人出血量甚少，而自汗淋漓；有的病人出血量较多，但汗出量却一般。血虚自汗又常与夜间盗汗并见。如出血量少的病人，除一时自汗较明显外，常可不伴有明显兼证。而出血量多的病人，常可兼有头晕目眩、心悸少寐、面色少华、口唇色淡等血虚见证；素有内热的病人，又可兼有口干咽燥、唇红脉细、舌边尖红、苔薄黄等症。

治则：养血滋阴为主。

主方：

（1）当归补血汤（《内外伤辨惑论》）：黄芪20克　当归6克　水煎服。

（2）圣愈汤（《兰室秘藏》）：人参（一般用党参代）10～15克　黄芪10～15克　当归10克　生地10克　白芍10克　川芎6克　水煎服。

（3）当归六黄汤（《兰室秘藏》）：生黄芪20～30克　当归10克　生地15克　熟地15克　黄连5克　黄芩12克　黄柏10克　水煎服。

治疗体会：

（1）血虚自汗并不少见，临证所见常以失血见证在前，汗出突然增多在后。又常常是白天自汗，夜间盗汗并见。治疗也应从气血双调着眼。若血虚气也虚而无热象的病人，以当归补血汤为主，黄芪量原大于当归量，不可不知。若气血并虚的病人，用圣愈汤养血益气为宜。血虚自汗治疗中，若失血尚未控制，首当治血，以杜血虚之源，复安病人之心，于汗出异常的治疗大有益处。其次，可在所用方药中加用浮小麦15克、煅牡蛎30克、黑料豆15克、香白薇10克等治汗专药，对疗效的提高很有帮助。

(2) 血虚自汗而有热象者，常常盗汗症较自汗症重，可放胆投以当归六黄汤，见效较捷（具体可参照盗汗证治）。血虚较甚，肝肾之阴也复受累，或一时阴血暴脱的自汗，即为脱汗，治疗可参见脱汗证治。

验案举例：

陆××，24岁，已婚。1959年冬季，第一胎产后，流血过多，体虚自汗，胸闷头眩，肢节瘦楚，夜寐不安，乃来就诊。

初诊：11月12日。产后第25朝，恶露未净，自汗漐漐，睡不能安，乳水缺少，头眩神疲，脉虚细，舌质绛苔薄。症属新产伤血，阴虚阳越。治宜养血固表。

处方：炒归身9克　黄芪9克　五味子4.5克　炒阿胶9克　白术6克　白芍6克　枸杞子9克　陈皮6克　通草4.5克　浮小麦9克　糯稻根12克。

二诊：11月14日。服药后自汗减轻，恶露亦止，夜寐尚安，刻有胸脘不宽，腰膝酸软。治宜补气益血，调和阴阳。

处方：潞党参2.4克　黄芪9克　远志肉9克　麦门冬6克　炒归身6克　大熟地9克（砂仁2.4克拌）　桑枝9克　木瓜9克　白芍6克　通草6克　炙甘草

2.4克。

上方服后自汗已止。(《朱小南妇科经验选·产后自汗》)

按：产后流血过多致体虚自汗，不惟血虚，气亦不足，仅补血难获良效。方从气血双补着手，又加入清虚热、敛浮阳、安心神的五味子、浮小麦、糯稻根，标本兼顾，收效自捷。

（四）痰证自汗

源流病机：痰证自汗的名称，早见于明朝医学家李梴编撰的《医学入门》卷四。本证多因痰浊内阻，肺气宣肃失司，表卫失固，汗液外泄所致。

证候特点：痰证自汗以阵发性为主。汗出发作时较多，缓解时较少。常见兼证有头晕、胸闷、恶心、苔腻、脉弦滑等，或可兼咳嗽、气喘，或呕吐痰涎，或小便不利。

治则：调中化痰为主。

主方：

(1) 抚芎汤（《丹溪心法》）：川芎10克　白术15克　橘红6克　炙甘草6克　水煎服。

(2) 理气降痰汤（《证治汇补》）：桔梗6～9克　枳壳10克　橘红6克　茯苓15克　香附9克　贝母5克　桂枝5克　水煎服。

治疗体会：

(1) 痰证自汗病人的汗出异常，以阵阵发作为特点。汗出常与痰证有明显关系。此类病人常有久咳、久喘、痰饮、水气等病证。汗出每与咳嗽、胸闷、短气、喘促有直接关连。一般在气逆痰壅时则汗出，气降痰平时则汗收。所以治疗痰证自汗必须以治痰调中为主。治汗必治痰，治痰必降气。气降则痰顺，痰顺则汗敛。治气重在肺，治痰主在脾。但痰证每与季节气候变化有密切关系，症情亦多虚实错杂，寒热混淆，又当随证治之，不可执定一方而作永久之治。

(2) 痰证自汗用化痰降气法收效不佳时，当从"津血同源"着眼，详加辨证。因"火熬津成痰，火炼血成瘀"、"津液泛为饮，血得寒则凝"，即文献所谓的"痰瘀相关，痰瘀同源"理论。因此，治疗也应从痰从瘀处方。这就是抚芎汤在大量化痰降气药中列抚芎（即川芎）为主药之意。在治久咳、久喘、喘而后肿的病证时，每以大量化痰药与活血破瘀药同用而痰随气降而壅减，汗随气降痰减而渐敛。"痰瘀相关说"对痰证自汗的治疗，有一定的启发。

验案举例：

吴××，男，41岁，1973年门诊病员。哮喘十余年，每发则痰多，咯之不畅；气促抬肩，不能平卧；大汗淋漓，痛苦不堪。近数年来，平时短气不足以息，动辄尤甚。曾经割治、针灸、敷贴、自血注射及中西药物治疗效果不佳。哮喘初时每于冬季偶发,后渐至无问秋冬春夏经常发作。详询病之规律,则每因情绪激动、天阴转雨、过食油腻、夜深子时(晚十一时至凌晨一时)熟睡偶醒时发作。细寻发病特点,则痰色透明多沫,难以咯出。痰愈多则喘愈甚,喘愈甚则汗出及大便次数愈增。脉舌一般,形体如常。因思储痰之器者肺,生痰之源者脾。此人痰多则喘作、便溏,痰少则喘止、便次转常。故止喘须降肺气之逆,化痰当健脾以运湿。方用茯苓饮。

处方:云茯苓12克 党参5克 炒白术9克 陈皮5克 枳壳3克 生姜2片,五剂。

二诊:5月26日。痰见少,神见佳,短气见减。药既中的,稍事增益。上方加半夏9克、补骨脂9克,七剂。

三诊:6月12日。诸证续减,惟肩部稍有寒意,此饮未尽化故也。

处方:云茯苓12克 炒白术9克 党参5克 枳壳3克 补骨脂9克 陈皮5克 半夏6克 肉桂1.2克 生姜2片,七剂。前后服药共19剂,诸证好转颇显。惟6月8日晚恼怒后,哮喘又发,服氨茶碱一片后,症即平伏,自觉为近数年从未有过之佳象,继与上方出入调理而安。(《老中医临床经验选编·刘鹤一医案》)

按:此案之汗,每随喘而发。喘甚则汗必多、便必溏，喘平则汗见敛、便转实。治疗以健脾益气以杜痰之源，源清则喘自平、汗自敛。此方用药量特小，刘师谓："此人脾气素弱，药量因小反易吸收以奏效。若药量过大，反有伤脾泄气之虞！"

（五）伤湿自汗

源流病机：伤湿自汗的名称，早见于宋朝医学家陈言所撰《三因极一病证方论·自汗证治》。伤湿自汗多因阴湿之邪阻遏阳气，汗液分泌失常所致。

证候特点：伤湿自汗的汗出每以湿滞不清、绵绵汗出为主。汗液常有黏意，汗出稍久可伴有汗臭之味。兼证常有自汗恶风，声音重浊，体重倦怠，胸闷口腻，关节疫痛等。诸证每因气候转阴，或阴雾潮湿之时加重。苔腻、脉濡。

治则：除湿通阳为主。

主方：

（1）羌活胜湿汤（《内外伤辨惑论》）：羌活10克　独活10克　炙甘草6克　藁本10克　川芎10克　防风10克　蔓荆子10克　水煎服。

（2）湿郁汤（《证治准绳》）：苍术10克　白术10克　香附10克　橘红6克　羌活10克　川芎10克　半夏10克　厚朴6克　茯苓12克　生姜10克　甘草6克　水煎服。

（3）黄芩滑石汤（《温病条辨》）：黄芩12克　滑

石15～30克 茯苓皮15克 大腹皮10克 白蔻仁3克 通草3克 猪苓12克 水煎服。

治疗体会：

(1) 湿有内湿、外湿的分别。伤湿自汗与外湿的关系较为密切。外界环境的湿度越大，自汗越为明显。湿邪黏滞，难以骤化。伤湿自汗也似潮似湿，黏腻不爽。气候温燥有风，自汗明显减少；气候转阴寒潮湿，则汗出渐增。每逢梅季、入暑之时，本证每每多见。治疗中当时时注意外界气候的变化，切忌只顾病人主诉而骤然用药。汉代杰出的医学家张仲景在《金匮要略·痉湿暍脉证并治》中对风湿与气候变化的关系及治疗原则有一段精彩的论述，"风湿相搏，一身尽疼痛，法当汗出而解，值天阴雨不止，医云：此可发汗。汗之病不愈者，何也？盖发其汗，汗大出者，但风气去，湿气在，是故不愈也。若治风湿者，发其汗，但微微似欲出汗者，风湿俱去也。"

上述条文提示在外界湿气较盛之时，常可影响体内湿邪的排泄。若用风药治湿，切忌"汗大出"，即不能过度发汗。过度发汗常不能将湿邪除尽，而使机体正气反易受伤。而伤湿自汗的汗出异常，不治其湿邪，自汗病证是不能获愈的。

(2) 治湿势必通阳，阳通湿始可除。治湿大法有三——"风药胜湿"、"健脾化湿"、"利尿导湿"。伤湿自汗之利尿导湿一法，尤当引起重视。

临证所见：凡人皆汗多而尿少、尿多则汗少。据津液正常生理代谢而论，津液敷布、营养全身，气化则外为汗、内为尿。"津血同源"、"汗尿同源"。正如《灵枢·五癃津液别》所言："天寒衣薄则为溺于气，天热衣厚则为汗"。因此，用五苓散（茯苓12～20克、猪苓12克、白术12克、泽泻12克、桂枝6克，水煎服。若有丸剂更好，用温开水送服，一日三次，每次6～9克）以治伤湿自汗是一个有效的治疗方法。如湿重，加苍术10～15克，以苍术、白术同用；如有兼挟内热，可加用生石膏30克、寒水石15克、滑石15～30克、枇杷叶10克等；如兼有明显脾虚气弱证如短气、纳少、疲乏甚等，可加用党参10克。

验案举例：

（1）东垣治一人，二月天气，阴雨寒湿，又因饮食失节，劳役所伤。病解之后，汗出不止，沾濡数日，恶寒，重添厚衣，心胸间时烦热，头目昏愦，上壅，食少减。此胃中阴火炽盛与天雨之湿气相合，湿热太甚，则汗出不休，兼见风化也，以风药去其湿，甘寒泻其热。药用生黄芩、酒黄芩、人参、炙草、羌活、独活、藁本、防风、细辛、川芎、蔓荆子、黄芪、甘草、升麻、柴胡、薄荷，煎服即愈。（《古今医案按》卷四）

按：《古今医案按》于此案后附按语为："按汗出不

止，尚用诸般风药，非东垣不能，故录之以见病情之变化无穷，不专以敛涩为止汗定法也"，可供参考。

（2）欧阳×，男，38岁。1980年5月20日门诊。

1977年因患感冒后开始自汗，以后汗出渐次增多，甚则身如洗浴，每日必换衣1～2次，多达十余次，夏秋较春冬为甚；白天较黑夜为重。恶风、怕冷、欲盖衣被、神疲、乏力，极易感冒。大便如常，小便随汗多而减少，舌质淡红、苔薄白，两脉弦而缓。如此三年之久，服中药达数百剂，有从阳虚治疗，用益气温阳，固表敛汗，服药后反增烦热；有从阴虚治疗，用滋阴泻火，固阴止汗，则汗出增多。余乃拟下方：

处方：白术15克　泽泻15克　茯苓15克　猪苓10克　黄柏10克　知母10克　肉桂3克　水煎两次分服。

服药5剂，尿量显著增多，汗出已止大半，再服5剂而愈，随访一年半未发。（《中医杂志》2：11，1982）

（3）郁××，男，38岁。1981年5月5日就诊。

盗汗、自汗三年余，已服中药100余剂，迄今未愈。头重如裹，肢体困倦，纳呆口腻，阴头寒。舌苔薄白腻，质淡，脉濡缓。湿阻阳虚，用化湿运中温阳法治之。

处方：炒苍术12克　陈皮6克　茯苓12克　厚朴10克　广藿梗12克　白蔻仁5克　生苡仁24克　制半夏12克　补骨脂12克　糯稻根30克　水煎服。

上方服毕5剂，盗汗即大减，醒后但头额汗出，内衣不湿；头重如裹、肢体困倦、纳呆口腻及自汗等症亦俱减轻。惟阴头仍寒，脉、舌诊如上，再与原法治疗，上方加菟丝子12克，又服完5剂，盗汗、自汗俱止，诸症均解除。(《中医杂志》3: 38，1982)

二、盗汗

盗汗病证的名称，早见于《金匮要略·血痹虚劳病脉证并治》。又称作为寝汗。

盗汗病证是以入睡后汗出异常，醒后汗泄即止为特征的汗出异常病证。盗有偷盗的意思，古代医家用盗贼每在夜间鬼祟活动，来形容盗汗病证具有每当人们入睡、或刚一闭眼而将入睡之时，汗液像盗贼一样偷偷泄出的特点。

临证所见全身性汗出异常的人中，盗汗患者的人数远比自汗患者为多。这是由于：(1)自汗病证以白天汗出异常为特征，而白昼受到工作、劳动等多种因素的影响，对汗出量、汗出持续时间、汗出气味及汗出的兼有症状的观察受到干扰。盗汗病证以入睡或即将入睡时汗出异常，醒后汗收为特征。夜间影响汗出的因素远较白昼为少，汗出异常的情况、时间、兼有症状的发觉、观察也就远比自汗病证来得细致而完全。(2)盗汗病证的患者因连续数天发生有规律的夜间汗出异常，容易引起重视；家属因察觉盗汗患者的汗出异常程度，也易于叮嘱、督促患者前来就诊。

鉴于上述原因，盗汗病证患者的就诊比例不仅远比自汗病证患者高，如从就诊时的病程长短比较，也可发现盗汗病证就诊者的初次就诊，病程远较自汗病证者为短；从治疗效果的观察分析，盗汗病证患者的反映也较自汗病证患者来得清晰、准确。

盗汗的病人，有的一入睡即盗汗出，有的入睡至半夜后盗汗出，有的刚闭眼不久即可盗汗出，有的闭眼入睡后盗汗出、醒后汗收，有的可再入睡再汗出、醒后汗再止。汗出程度，相差悬殊。

轻型盗汗的病人，一般在入睡已深或在清晨五时许或将醒前一、二小时时汗液易出，汗出量较少，仅醒后始觉全身稍有汗湿，醒后即无汗液再度泄出。一般不伴有其他兼证。

中型盗汗的病人，一般入睡后不久汗液即可泄出，甚则可使衣衫湿透，醒后汗即止，揩拭身上的汗液后再入睡即不出汗。一般兼证不多，但身体常有烘热感，热作汗出，出汗后稍觉口干、咽燥。

重型盗汗的病人，汗液极易泄出。入睡后不久或刚闭眼即将入睡时，即有汗液大量涌出，汗出后即可惊醒，醒后汗液即可霎时收敛。再入睡，可再次汗出。汗出量较多，汗可带有淡咸味，或汗出同时混有汗臭。汗出甚者可使全身衣衫湿透，一夜非数次替换衣裤则无法安睡，被褥也可同时湿透，有的床板也可因受潮变形。气候较温和，被褥较薄或用席子时，汗液可在板床上印出一大摊水印。一般常可伴有明显烘热、烦躁感，每在烘热或心烦甚时，汗必泄出。汗后常有口舌干燥、咽喉不适、喜饮冷水等症。又常可伴有低热或潮热、五心烦热、颧红、头晕、目眩、形体渐见消瘦、疲乏不堪、尿赤少、大便干结、脉细、舌干等症。重型盗汗对人体的损伤较大，患病较久，即可出现阴阳两虚见证。病重病危时的重型盗汗，常使病情向"脱证"发展，治疗时可按"脱汗"病证救治。

盗汗病证的患者因反复的夜间盗汗，心理负担常较自汗病证患者为重，病程越长，情绪越易紧张，心情越易焦急，常可加重忧郁、心悸、不寐、惊恐等症状，又可进一步促使盗汗病证加重。

盗汗病证常作为主证或兼证见于虚劳、痨瘵、崩漏、失血、房劳及某些慢性消耗性疾病，产后或手术后，治疗中要注意分清致病的主次因素，采取多种治疗措施和心理疗法，力求尽快使出汗减少，体质复健。

常见的盗汗病证，主要有血虚盗汗、阴虚盗汗、阴虚火旺盗汗、虚劳盗汗等四种类型。

（一）血虚盗汗

源流病机：血虚盗汗的名称，早见于明朝医学家薛铠所撰《保婴撮要》一书。本证多因阴血不足,夜则营血不能随卫气归阴,汗液分泌失常所致。

证候特点:盗汗以轻型、中型者为多,盗汗量一般不多。临证所见可无明显失血见证,或仅有一般慢性少量出血症状,而热象不重。常见证为夜间盗汗,偶有口咽干燥,脉细、苔薄。血骤失者,常可兼见气血不足之症。

治则:养血敛汗。

主方:

(1)四物汤(《太平惠民和剂局方》):当归10~12克　白芍10~15克　川芎6~9克　熟地(或生地)15~30克　水煎服。

(2)白薇汤(《普济本事方》):白薇12克　党参12克　当归12克　甘草10克　水煎服。

治疗体会:

(1)一般来说血虚盗汗证较为少见。本证盗汗的量亦较少。血虚盗汗病证在《丹溪心法》中,曾有"盗汗属血虚、阴虚,小儿不须治"的记载。临床所见患血虚盗汗的男女病员,只要证情不重,或系偶发者,可不必治疗,采取一般饮食调养方法即可恢复。若服用药物,可用四物汤,一般常减少当归、川芎用量以免香燥动血,而加重生地、白芍用量以养血、敛汗、凉血,又可适当加入黑料豆15克、女贞子12克、酸枣仁12克等养心宁神、益肾敛阴，以增加敛汗的效果。

（2）失血骤然量多者，不仅血虚，气也随血而虚，常可见有头晕目眩，时易晕厥，须臾复苏等，此症名"血厥"，又名"郁冒"，治用白薇汤方，以气血双补，凉血益阴。血充气足，则卫外而固，汗泄自安。

（3）血虚盗汗属于阴虚盗汗的范畴，因为血属阴，血虚即包括在阴虚之内。阴虚阳易亢，"阴虚则内热"，在治疗血虚时，不仅要注意到"气随血虚"、"血虚者气易虚"的一面，还要注意血虚有热的一面。因此，在养血过程中，注意加入凉血、宁心的药物，往往对血虚盗汗的治疗有帮助。常用的凉血、宁心药物及其常用药量为：丹皮10克、元参12～15克、白薇10～12克、地骨皮12～20克、酸枣仁10～12克、柏子仁10～12克、夜交藤15克、龙齿15～30克、朱砂1.5克（吞服）等，均可随证选用。

验案举例：

洪××，女，57岁，1962年会诊。

外感风温新瘥，胃气宿疾又发，吞酸嘈杂，意欲食，脘部灼痛不能食；似欲睡，心烦转侧不能睡。汗出淋漓。口苦，小便赤。历经多般治法，一无效验。投石膏知母则汗出不已，中脘灼痛更甚；予黄连山栀则五心烦热、口苦、小便短赤益增；用沙参麦冬则晡热火升；进龟板鳖甲则大便不利；更以清燥、凉膈之法，只见易药增病，改从引火归原用桂附而涎多不寐。诊得脉来缓，察舌苔薄。因思肝郁气逆，木火素盛之体，热病之后气阴愈伤，其损主在心肺。所谓心主血而肺朝百脉，百脉一宗，悉致其病也。治拟清凉濡润，酸泻甘缓之法。

处方：野百合15克　代赭石15克　炙甘草3克　炒知母10克　淮小麦30克　酸枣仁10克　乌梅炭2.4克　大红枣6枚。

此药服后，诸恙均平，调理匝月而出院。(《老中医临床经验选编·刘鹤一医案》)

按：此案因心血不足，肺津耗伤而有虚热所致。患者年逾七七，复又风温新愈，阴血不足，致汗出淋漓，诸证蜂起。方用甘麦大枣汤、百合知母汤加味，养心安神。补肺清热、酸甘化阴，俾使阴血得养，虚热得清，汗敛气调而得痊愈。全方均以心肺为主，宁心、清心、养心，而无一味香燥动血、耗血之品，治故有效。

(二) 阴虚盗汗

源流病机：阴虚盗汗的名称，早见于明朝医学家孙一奎所撰《赤水玄珠·汗门》。多由阴血津液耗伤，阴分虚亏，入夜阴血不足不能随卫气归于阴分，表卫失常，汗液外泄所致。

证候特点：阴虚盗汗在历代文献中是作为盗汗的主要内容论述的。阴虚盗汗可见有轻、中、重三型，尤以中、重二型更为多见。阴虚盗汗常可发生于多种病证的过程中，如虚劳、痨瘵、各种失血病证、热病及房劳等，同时兼有上述病证的相应症状。舌常薄红，脉多沉细或弦细。本型常为血虚盗汗与阴虚火旺盗汗的中间过渡阶段，临证时较难截然分清。

治则：养阴敛汗。

主方：

(1) 白芍汤（《杂病源流犀烛》）：白芍15～30克 枣仁12克 乌梅5～10克 水煎服。

(2) 五味子汤（《杂病源流犀烛》）：五味6～9克 山萸肉12～15克 龙骨30克 牡蛎30克 首乌15克 远志6克 五倍子6克 地骨皮12～20克 水煎服。

治疗体会：

(1) 阴虚盗汗是盗汗病证的主要内容。历代文献之所以把盗汗的原因主要归结于阴虚，是由多方面的原因所决定的：①盗汗病证以夜间汗出异常为特征。夜为阴，"阳病发于晨，阴病发于夜"，夜发为阴虚的特征，所以"阴虚则盗汗"。②中医认为人体"阳常有余，阴常不足"。操劳烦心则心肺阴伤；思虑过度，饥饱寒温失调则心与脾胃阴伤；恼怒惊恐、房劳过度则肝肾阴精耗伤，阴伤则不与卫气同时归阴，而汗液外泄。③无论急性病或慢性病，均易伤津灼液、损阴耗血。如温疫热病无不损及津液；泄泻、虚劳、失血，无不伤及精血。津液精血不足，阴阳不荣，营卫不和汗液外泄则阴虚盗汗之证成。

（2）阴虚盗汗病证虽为盗汗证治的总纲、诸型中的一型，又与血虚盗汗、阴虚火旺盗汗、虚劳盗汗有着十分密切的联系，往往又是这些类型中的一个过渡型。临证所见，此型兼证往往或多或少挟有热象，当密切结合阴虚火旺盗汗一型，进行论治。

（3）阴虚盗汗而热象不显著者，可用白芍汤加百合10克　生地10克　元参10克　淮小麦12克　酸枣仁12克　白薇12克　龙齿30克治疗，有一定效果。证情较重，盗汗量较多者，用五味子汤补肝肾之阴，宁心神之乱，益阴收敛止汗，效果较为满意。五味子汤中的山萸肉、五倍子、龙骨、牡蛎敛汗作用可靠，不容轻视。

验案举例：

王某妻，32岁，患热病。经某医院治疗三个月，余热不解，盗汗颇剧。患者两颧微赤，口唇枯焦，舌苔紫绛，干燥无津，语言迟涩，声嘶，息粗，烦躁不寐，夜睡冷汗如珠，四肢冰冷，醒后肢体不支，精神疲倦，口渴而不喜饮，脉浮濡而细。四诊合参，断为余热烁阴，阴虚盗汗之症。盖阴虚生内热，热蒸迫汗，汗液外泄而内热益炽，故盗汗不止。即拟三甲复脉汤去麻仁（生牡蛎、生鳖甲、生龟板、炙甘草、干地黄、生白芍、麦冬、阿胶），加龙骨、山茱萸、金钗斛、北沙参、酸枣仁等。嘱其连服一星期。

复诊：余热已退，盗汗亦止，饮食略增。依原方去阿胶、龟板、鳖甲，加黑元参、党参。连服五剂诸症皆愈。（《福建中医医案医话选编·李健颐医案》）

按：此案系热病伤阴而有余热未清，致阴虚盗汗，用三甲复脉汤加龙骨、山萸肉、酸枣仁等，敛汗作用尤强。复诊去阿胶、龟板、鳖甲，而加元参、党参以益气、养阴，继清浮游之热，故得阴阳调和，热清汗敛。此案之热原系残留之余热，非夹有实热者可比，故仅养阴、滋阴、敛阴、潜阳即可，不必用黄连、黄芩、黄柏等苦寒之品。

(三) 阴虚火旺盗汗

源流病机：阴虚火旺盗汗在历代文献中常包括在阴虚盗汗一型之中，盗汗病证中以此型最为多见。盗汗量以中、重两型最多。汗出同时常可伴有热象，汗味偏咸。严重者，一夜可连续汗出数次，每次均可湿透衣衫。有些病人甚至在白昼一闭眼，汗液也可涌出，甚至点滴流下，被褥、床板均可湿透。病人汗出前每有皮肤灼热、头晕而热、心中烦热、时或烘热等明显"热"感，随着热感的出现、上升、外达不出之时，汗液即可涌出。每当睡前情绪激动，工作稍劳、大怒、拂郁不快、进食辛辣的情况下，盗汗之前的"热盛"越显，汗涌越甚。有的病人每在遗精、房事之后，虚阳易亢，阳事易举，盗汗愈频。

阴虚火旺盗汗的兼证有阴虚阳亢及阴虚实火之分。阴虚阳亢者，常可伴有口舌干燥、咽燥喜凉、腰膝痠软、脉细数、舌红干无津等虚热征象。阴虚而挟有实火者，常可伴有口渴喜饮、饮不解渴或虽渴而饮不多、尿赤、大便干结、舌多薄黄苔而乏津、脉多细滑带数或脉滑有力等症。

治则：阴虚阳亢属虚热者，宜养阴为主，稍佐清热固表。阴虚而有实火者，宜养阴清热兼治，而以清热为主，火清后再易方以补阴为主。

主方：

(1) 当归六黄汤（方见前血虚自汗）

(2) 人参白虎汤（《伤寒论》）：知母12～15克　人参（一般用党参12克）　生石膏30克　生甘草6克　粳米一撮　水煎服。

治疗体会：

(1) 阴虚火旺盗汗虽有阴虚阳亢的虚热型和阴虚阳亢（实火）虚实夹杂型的区别，但治疗中均不可缺少养阴治本的药物。盗汗病证中实火，往往只是整个病证过程中的一个短暂表现，只要实火一去，应立即进一步补阴善后。治疗阴虚火旺盗汗的主要方剂是当归六黄汤。

当归六黄汤一方中，既有补肾养心的生、熟地黄，又有益气固表的黄芪，更有苦寒清热的黄连、黄芩、黄柏，攻补兼施，配伍得当，效果较好。如阴虚火旺属虚热为主者，可加重生地、熟地的用量，并可加用元参12～20克、石斛10～12克、白芍10～12克、山萸肉12克，以加强养阴作用。若阴虚火旺而挟有实火偏于上焦火盛，见证以喘咳痰黄、鼻疮、鼻衄、脉数、舌红苔黄腻为主者，可加重黄芩量为15～30克；兼咽燥、咯血，可加茅根30克、知母10克；若偏于中焦火盛而以口渴喜凉、口疮口臭、心烦易怒、脉滑数、舌红苔黄腻等症为主者，可加重黄连用量，用6～10克；若偏于下焦火盛，见证以小便黄赤或尿痛、便秘或大便臭味较重，或大便黏腻等症为主者，可加重黄柏用量，用12～15克。若上、中、下三焦火盛者，可加用山栀10～12克，或直接加用当归龙荟丸（由当归、芦荟、龙胆草、栀子、黄连、黄芩、黄柏、大黄、青黛、木香、麝香组成），每日服2～3次，每次服5～10克。当归龙荟丸以苦寒药物为主，泻火清热作用明显，火清汗敛，即应停服，再以当归六黄汤善后。服用当归龙荟丸常有便次增多现象，可按症情需要适当调整药物用量。

（2）治疗阴虚火旺盗汗方中的黄芪，在应用中不宜随意去掉。黄芪既可益气补阳，又可实卫固表。黄芪与大量苦寒药物黄连、黄芩、黄柏同用，既扶正以固表敛汗，又苦寒直折实火以敛汗，相辅相成，并行不悖。当归六黄汤加麻黄根、浮小麦、五味子等对汗出异常治疗有专长的药物,可明显提高治疗效果。此一加减法是李东垣一生经验所得,值得学习。

(3)人参白虎汤治疗暑季心烦、盗汗、神疲短气、舌苔薄白干或薄黄乏津者,既可清热解暑,又可益气养阴,较为有效。若暑热不甚而阴伤较重,见气短、口干口燥、舌红少苔而干等症,可用《伤寒论》竹叶石膏汤加减,用党参10~12克、太子参10~12克、沙参10~12克、淡竹叶10克、生石膏30克、麦冬12~15克、半夏9克、甘草3~6克、元参12克、白薇12克、五味子5克,气阴双调,解暑敛汗。若热象较少而气阴不足之象较突出者,证见心烦溺赤、汗多烦渴、四肢困倦、精神不振、汗后尤甚、脉大而虚。可用王孟英清暑益气汤治疗,药用西洋参6克(若无可用沙参12克、太子参12克)、石斛12克、黄连3克、竹叶10克、荷梗10~12克、甘草3克、知母10克、西瓜翠衣10克、粳米15克。

验案举例:

(1)钟××,女,14岁。1975年1月15日初诊。

从小睡眠出汗、汗出湿衣,平时纳少,大便秘结,脉细常数,舌苔薄红根腻、质胖尖红。症属心营阴虚,而生内热,热逼津泄,治拟当归六黄汤加味。

处方:全当归9克　生黄芪12克　淡黄芩12克　川

黄连6克　川黄柏9克　生地黄15克　大熟地9克　淮小麦30克　炙甘草5克　煅牡蛎30克　大红枣10枚　料豆衣9克　水煎服。

二诊：1月22日。服用当归六黄汤合甘麦大枣汤，睡时汗已见减少，大便每二日一行，便下较爽，脉小滑，舌苔根黄腻。阳明浊滞未清，舌前半红，少阴之热尚炽，再以养阴清热，润燥通腑之法续进。

处方：全当归9克　生黄芪12克　淡黄芩9克　川黄连6克　川黄柏9克　生地黄15克　大熟地9克　淮小麦30克　炙甘草5克　煅牡蛎30克　大红枣10枚　料豆衣9克　水煎服。

患者于1月29日三诊时，盗汗大减，大便也畅，口唇红，舌苔转薄红，脉细数。嘱再服当归六黄汤合甘麦大枣汤，以资巩固其效。（《老中医临床经验选编·张鸿祥医案》）

（2）刘××，男，64岁。住院号：3817。

因肺心病，心肺功能不全，伴支气管感染于1978年2月入院。经中西药物治疗，感染控制，心肺功能有所好转，但出汗不止，白天、夜晚均出汗，尤以夜晚盗汗明显，头面部出汗，每夜将枕头汗湿。一身怕冷，腰以下怕冷更甚，厚被不感暖，腰脊酸软，疲乏无力，咳痰白黄相杂，气促，呼多吸少。舌苔黄腻，脉沉而数。以肾阳不足，肾不纳气立论，叠服附桂八味、人参核桃等剂，气促好转而汗出不止。审其证系下虚上盛、下寒上热、本虚标实，阴虚而湿热内壅，于附桂八味中加入当归六黄汤。

处方：附片12克　肉桂3克　生地30克　萸肉6克　淮山药12克　茯苓12克　当归10克　黄芪20克　黄连3克　黄芩6克　黄柏10克　枸杞12克　水煎服。

服药第二天出汗明显减少，5剂后基本控制。（《湖南医药杂志》1：31，1979）

（四）虚劳盗汗

源流病机：虚劳盗汗的名称，早见于隋代医学家巢元方所撰《诸病源候论·虚劳病诸候》。本证多因虚劳致气血阴阳虚弱，脏腑功能失调，阳不外固，阴失内密，营卫失谐而汗液外泄所致。

证候特点：虚劳盗汗的汗出异常随病程久暂、正气虚衰程度的不同，可有轻、中、重三型的不同表现。由于虚劳的病情复杂，虚实寒热夹杂而难骤分，常在盗汗同时并见自汗。症状随气虚、血虚、阴虚、阳虚的不同而各具特点，具体可参照自汗、盗汗中"气虚自汗"、"阳虚自汗"、"血虚盗汗"、"阴虚盗汗"证治。

虚劳盗汗在大病后，遗精或房劳后，证情明显增剧者，属肝肾虚衰、精血两亏。大病后盗汗或自汗，在《诸病源候论》中专列有"大病后虚汗出候"一条，证情特点为无故而遍身出汗，其余兼证均系病后虚弱之象。房劳后盗汗者每在梦遗、滑精或行房太甚、或劳累之后，盗汗淋漓，并可兼有心烦、阳易举、目眩昏花、腰胯小腹隐痛、脉细弱弦动、舌尖红苔薄干等症。

治则：因气血阴阳虚弱致汗者，当随见证不同而以益气、扶阳、补血、养阴法治本，以固表敛汗法治标。

大病后虚汗者，宜补气为主，益阴、摄阳为辅。

房劳后虚汗者，宜清心、益肾、敛汗。

主方：

（1）参照"气虚自汗"、"阳虚自汗"、"血虚盗汗"、"阴虚盗汗"等型的主方。

（2）大病后虚汗者，宜用摄阳汤、敛汗汤。

摄阳汤（《辨证录》）：人参（白参10～15克，若气阳不足可用红参10～12克。一般可用党参15～20克代替）黄芪15～30克　白芍12克　麦冬12克　北五味子6～9克　山萸肉15～24克　熟地15～20克　水煎服。

敛汗汤（《辨证录》）：黄芪15～20克　麦冬15克　五味子6～9克　桑叶10克　水煎服。

（3）房劳后虚汗者，宜用防盗止汗汤、四参汤。

防盗止汗汤（《辨证录》）：麦冬12克　生酸枣仁12克　熟地15～20克　山茱萸12～15克　黄连3克　人参（一般用党参12～15克代）　丹参10克　茯神12克　肉桂3克　水煎服。

四参汤(《辨证录》)：元参12克 麦冬12克 生地12克 天门冬12克 人参(用党参12克代) 沙参12克 丹参10克 茯苓12克 黄连5克 五味子6克 水煎服。

治疗体会：

(1)《辨证录》系清代著名医学家陈士铎所撰。该书辨证多有独到之处，处方、用药常有出人意外而又绝妙之处，用之得当，疗效确较满意。上述所用敛汗汤是以生脉散(人参、麦冬、五味子)为基础，而以黄芪易人参。黄芪、人参同为补气的良药，配以麦冬、五味子，仍然具有益气、养阴而又敛虚汗的作用。但黄芪既补气，又可固表，治表卫虚而汗出，尤有专长，药仅易一味，效用却明显有别。如病人气虚甚，可在敛汗汤中再加入参或党参。阴虚重者，尚可加沙参养肺生津，或直接与四参汤合用。

(2) 四参汤以人参、沙参、玄参、丹参四参命名，益气、养阴、宁心、益肾三法共用，补气血阴阳而无壅滞之弊，宁心清心、益肾活血而无苦寒伤胃之虞，不仅房劳后虚汗者用之可效。凡有心脏器质性病变或心悸、怔忡、不寐、烦躁而有虚热、虚汗者，用之皆有效果。

上述诸方中的麦冬、茯苓、茯神，均可直接选用朱麦冬、朱茯苓、朱茯神，以增强宁心敛汗之功。

(3) 虚劳盗汗严重者，可致虚脱，证治请参看

"脱汗"。

验案举例：

（1）刘××，男，46岁。身瘦长，性较急，平日好胜，稍一拂意，即怒不可遏，盖其肝气之逆，火气之旺，由此可见。无形中真阴为损，阳气越发，口燥心烦，夜不能寐等诸证，相继而生。又去冬未能藏精，今春复发温病，身热不恶寒，汗多口渴，证属阴虚内热，治应清解生津，无如前服辛燥表药，重伤阴津，后虽获愈，但亏损过甚，真元不易恢复，故不久又夜间潮热，心烦难寐，寐则盗汗，以是阴虚益甚。医用知柏地黄汤、当归六黄汤等滋阴药，虽烦热得解，而盗汗始终存在，热久伤阴，骨瘦如柴，精神委顿，每况愈下。遂远道迎余，切脉细数无力，夜虽得睡，而梦多盗汗，舌燥少津，尿短便结，呈现阴虚津枯之象，为一盗汗大证，故服前药不效。理应甘凉大补以固其本，本复则盗汗自止，又不可急于求功。当处以加减复脉汤、增液汤合剂加浮麦、首乌、乌梅、山药等甘凉养阴，剂量重，日服两剂。一星期盗汗微减，脉象略有力，口仍干燥，阴津尚未复，再宗前意改处大小定风珠合剂煎服，一日二剂，早晚开水吞送六味地黄丸，进一步滋阴补肾，服至汗止津复为度，六十剂而病始已，体力渐健。阴虚难复，观此而益信。(《治验回忆录·阴虚盗汗》)

（2）徐××，男，28岁。1974年5月25日初诊。

出汗异常—虚损

自幼体质尚可，5岁时因"痧毒"未清，常咳嗽、咯痰，体质日趋下降。发育以来，遗泄颇频，甚则一周遗泄三、四次，时或滑精。18岁时每因劳累、受寒必致咯血，渐至偶受雨淋或游泳，咯血不断，虽服养肺止咳化痰止血之剂效亦欠佳。今年四月淋雨后咯血约400毫升，之后痰血不断，经中西药物合治血得止而形寒、烘热、自汗、盗汗、心悸、短气诸症蜂起，西药频施乏效。又至某院诊治，与服红参9克、生龙骨、生牡蛎各30克，以扶正固脱。药服1剂，胃中似有嘈杂饥饿之感，稍可进食，至夜则头晕乏力骤增，时时形寒恶风喜暖，时时烘热汗出如雨，遗滑如水难以控制，张目则目重疲惫，合目则神魂不宁，泄遗汗出尤增。遂夜半冒雨渡江急诊。观面色㿠白、眶周青黄不泽，形瘦骨立，汗阵出衣里俱湿而气味尚浊，裤内遗滑如水而股内侧黏滑，舌苔薄黄，脉沉弱。脉证合参，乃肺肾俱虚，湿热内蕴，逼阴外出之滑精汗泄重证，谨防变脱。急拟标本兼顾之法，先得弋获，再图根本之治。

处方：(1) 飞朱砂0.3克、五倍子末9克，急以水调敷于脐部。(2) 生黄芪10克 当归10克 生熟地各10克 川连1.2克 黄芩10克 川柏10克 麻黄根10克，立即由急症室煎药送服。

内外兼治，汗泄渐收，遗滑已少，神情亦和。仍处上内服方七剂，又与刘松石猪肚丸（白术、猪肚、苦参）每日二次，每次5克，鸡金片（鸡内金）每日三次，每次5片，以助益脾胃、化湿热、止遗泄。

二诊：6月5日。汗泄已止，遗滑也减。惟周身疲惫反增，面㿠、脉沉细依然。夜难入寐，寐则梦扰纷纭，梦必见与人怒吵不休，至半夜则梦交而遗滑又作而醒，遗滑作则必惊惕、汗泄、心动不安。清晨阳升故病作，证仍属虚劳。仿"上下俱病取诸中"之旨，用二加龙牡汤。

处方：附子1.2克 桂枝1.5克 白薇10克 白芍10克 炙甘草3克 生龙骨30克 生牡蛎30克 朱茯苓12克 生山楂12克 鬼箭羽12克 隔日服一剂，水煎服。

三诊：6月14日。隔日一剂，共服四剂，面色转和，梦扰已除，惟气短不足以息，白天神识似糊，夜则精神恍惚，腰酸，尿后余沥不净，时或两股内侧作痒则精液自出。欲心时萌，心动则精离宫，遗滑久而屡经涩敛未愈，必有败精瘀浊内阻精道，虽有虚象，亦当通窍，俾使遗滑愈而后调补可安。方用虎杖散加味。

处方：虎杖15克 海金沙12克 琥珀末1.8克（吞服） 小茴香6克 土牛膝12克 黄精12克 生山楂12克 鬼箭羽12克 隔日服一剂，水煎服。

四诊时遗精、汗泄、短气诸证均除，即用甘麦大枣汤合枕中丹（炙甘草9克、淮小麦30克、大枣五枚、百合12克、石菖蒲2.4克、白芍6克、龙骨12克、龟板12克、黄精10克）内服善后。并嘱用苁蓉90克、附子5克、猪脊髓十条、蜜、姜熬胶，每取一匙冲豆浆服；平时常服粥精。断续服药至1976年6月结婚，已有一子。（笔者治验案）

按：此案系虚劳滑精、汗出异常重症，寒热虚实错杂。初用当归六黄汤内服，独圣散外治，不但可挟正，而且可清湿热。外治之法可敛汗、涩精，故收效颇显；二诊用二加龙牡汤加味，治梦交、梦怪诞之症，为用虎杖散通窍逐败精瘀浊创造了条件；最后予甘麦大枣汤、枕中丹合方、粥精常服、益肾补阳血肉有情之物冲豆浆久服峻补而获痊愈。方中生山楂、鬼箭羽有开心气、化瘀血、通络道之功，于梦见怪诞且有怔忡心悸者，最为适宜。诊治中用药量较轻，为防"虚不受补"。

三、产后、手术后汗出异常

产后或手术后汗出异常，自汗盗汗常可并见。均系失血、耗液、肌表损伤、营卫失和所致汗液外泄。治疗可参照"自汗"、"盗汗"证治。因证情起因明显，汗出异常突然，在治疗上稍有特殊之处，在此再补述几句。

（一）产后汗出异常

产后汗出异常包括顺产、难产、剖宫产、小产、人工流产后出现的汗出异常。

产后汗出异常,早在汉代医学家张仲景《金匮要略·妇人产后病脉证并治》即有论述。因产后阴虚阳盛,微有自汗,属营卫调和的正常现象,不必治疗。

如仅头部汗出如雨,或自汗盗汗量多,阵作不止,且伴有烦躁、咽干、烘热、尿赤、脉细数有力症状,属阴虚阳盛,仍应用当归六黄汤,养阴清热固表。

如自汗盗汗较甚,甚则闭眼汗即大出,心神不宁、腰痠如折、身软神疲、脉弱带数,系心肝肾阴亏不能涵阳,表卫失固而汗液外泄。治宜益阴补肾、敛汗宁心。方用八仙长寿丸改汤,或五味子汤。

如自汗盗汗甚,汗出不止,汗后恶风,当防亡阳,可参照"脱汗"证的救治。

附方:八仙长寿丸(一名麦味地黄汤,《医级宝鉴》):麦冬15克　五味子9克　熟地黄20克　山茱萸15克　山药20克　牡丹皮10克　茯苓15克　泽泻10克　水煎服。

治疗体会:

产后汗出异常以虚证为多,临证除汗出异常症状外,并可有头晕、短气、心悸、梦扰、骨节痠痛等多种证候,均因阴血耗伤,血不养脏,络脉空虚所致,麦味地黄汤药性平和,效亦确凿。人工流产后汗出异常者,临证也不少见,用此方治疗亦有效。如同时兼有发热、腹痛而拒按、恶露骤止等症,又当从产后发热、产后恶露等论治，不属本节范围。

验案举例：

(1) 王××，女，28岁。1980年11月20日

产后半月，合目则汗出如涌，卧左侧则右半身汗出，卧右侧则左半身汗出，衣裤均可湿透，一夜数次换替。时心悸惊惕，时心神不宁，时梦扰而醒后梦境已无法记忆，汗不黏腻，并无明显浊气，形瘦骨立，疲惫短气，脉弦细数，舌苔薄白，证属产后肺肾不足，汗液外泄，治拟用麦味地黄丸益肺养心、补肾敛汗。

处方：朱麦冬12克　五味子6克　生熟地各15克　淮山药30克　山萸肉18克　朱茯神15克　粉丹皮12克　泽泻10克　一剂煎三汁分服。

药服三剂汗即大减，诸证见缓，续服七剂，诸证均安。遂与麦味地黄丸250克、人参养荣丸250克，每日服三次，每次各服5克，病员迅速康复。

(2) 吴鹤皋乃室，是临川陈祥光之女。产后两旬，忽然汗出二日。医治数日，身热烦扰，口干发渴……视其舌光如镜，边刺红燥，身热烙指，汗出粘手。口虽渴而热汤不畏，脉虽洪而重按无力。可知汗血同源，内液枯涸之故。非收神敛液，势必神丧而亡。急用黄芪、桑叶、麦冬、五味四味同煎。不杂他味者，盖仿血生于气，水生于金之意也。直进十余剂而康。（《谢映庐医案》卷五）

（二）手术后汗出异常

外科手术有大小之异，手术小者仅有破肤缝皮之苦，手术大者则有剖腹涤肠之痛。无论手术之大小，术后汗出异常几乎均可能发生。这是因为手术损伤肌肤内脏，气血耗伤、营卫失和、脏腑失调的缘故。此时自汗盗汗常可并见，汗出量常与损伤大小、禀赋强弱密切有关。治疗宜参照"自汗"、"盗汗"及"产后汗出异常"论治。常用方为当归补血汤、麦味地黄汤、白芍汤、敛汗汤，五苓散法应用的机会也不少。

但是，手术范围有不同，部位有深浅，兼证也有明显不同。消化道手术者汗出异常，常需兼顾脾运失健、胃失和降之症，当兼用和中、消导、运脾、化湿等法；呼吸道手术者汗出异常，常需兼顾肺气宣肃失司，应时时注意宣肺肃降、益气保金；其余各内脏手术所致汗出异常者，当随证求因，审因论治。无明显实象者，放胆补虚，兼顾和营；无明显虚象者，应详察无实，方可用敛汗汤等平和之剂治之。

小　结

1.全身汗出异常是临证最常见，就诊人数最多的汗证。全身性汗出异常的病因较多，证情复杂，治疗方药各异。掌握了全身汗出异常的治疗大法对于特异性局部汗出异常；染脏衣衫的黄汗、汗血；局限性臭汗症及带有异味的焦味汗等的治疗，都有重要指导意义。

2.历代文献记载："阳虚自汗，阴虚盗汗"。但是，自汗者未必皆属阳虚，盗汗者也未必皆属阴虚。尤其是重型的自汗或盗汗病人，阴阳俱有不足，其证情难以截然划分阴虚抑或阳虚，治疗时也难以单纯补阴抑或补阳。

历代文献之所以强调"阳虚自汗"，是要强调自汗与卫气、阳气的关系。阳虚、气虚则卫外不固而自汗；痰阻、湿滞则气不通达而自汗。因此，治疗自汗病证要多着眼于阳，治疗的总原则应是扶阳、温阳、通阳。

历代文献之所以强调"阴虚盗汗"，是要强调盗汗与阴血、津液的关系。阴血津液不足则不能与卫气同归于阴，致汗液外泄而盗汗。因此，治疗盗汗病证要时时着眼于阴，治疗的总原则应是养血、益阴、生津、潜阳。

但是，中医认为阴阳是互根而不可截然分开的，"阴中有阳，阳中有阴"，阴阳之间也是可以互相转化的。临床所见的证情千变万化，我们又不可拘泥于"阳虚自汗"、"阴虚盗汗"之说，而应灵活论治，这才是最为可贵的。

明代著名的医学家张景岳，在他所编撰的医学巨著《景岳全书·杂证谟》中，对汗症的论治，有一段精辟的论述。现用白话引用如下："古代许多治疗汗证的法则都指出——自汗是阳虚引起。这是因为皮肤肌肉间所以不能固密，致使汗孔开闭失常而汗自出，责任在于肺气防卫体表的功能不足。所以，治疗的原则当然是补阳气、固表卫！古代许多治疗汗证的法则又都指出——盗汗是阴虚引起的。这是因为阴分虚亏，阳热内盛，致使血热而汗孔开闭失常而汗自出，治疗原则当然是清火益阴！以上这些治疗的大法，我们是不能不掌握的。但是，自汗的患者也有因阴虚血热的，盗汗的患者也有很多是阳虚引起的。例如饕餮之徒火起于胃，操劳烦倦的人火起于脾，酒色过度的人火起于肾。这些人都常自汗，自然都是因为火盛阴亏汗孔开合失常而汗出异常。这一些自汗的病证，就不能全看作是由阳虚所引起的了。人入睡时，肺卫之气应入归于阴分，如果肺气不虚，卫外的功能也不会失常，只有肺气虚弱，汗液才得外泄。因此，入睡而盗汗难道不正由于肺气虚弱、卫外功能下降时，才容易引起的吗？由此看来，自汗与盗汗都有阴阳寒热的不同证情变化，不能笼统地说：'自汗必属阳虚，盗汗必属阴虚！'医生治疗的关键在于详察机体是有火还是无火，治疗处方才能真正切中要害。"张景岳的这段论述，很值得我们进一步思索、回味、深入研究。

3.无论自汗、盗汗，只要汗出日久，见有气阳不足的见证，如汗出味淡，汗后气短、形寒尤甚，舌苔薄白、脉细弱等，经用温阳益气固表的黄芪、人参、白术、附子治疗无效时，可用参苏饮（补气的人参和发散的紫苏同用为特点）。药用：人参（一般用党参12～15克）、全紫苏10～12克、半夏10克、茯苓10克、橘皮10克、葛根12克、前胡10克、木香6克、枳壳6～10克、桔梗6克、甘草3克，水煎服。

4.有些顽固性的自汗、盗汗，经过多种方法治疗，依然无法减轻或缓解时，可以采用清代医学家王清任《医林改错》一书中所介绍的几种活血化瘀法。

凡用活血化瘀法治疗顽固性的汗出异常病证，在辨证时切记不必非要见到眶青、唇黯、舌萎、舌有瘀斑等常见瘀血症状，只要是症情顽固，汗出异常的规律性明显，用各法治疗无效时，即可应用。

用王清任的活血化瘀法治疗顽固性的自汗或盗汗，或其他以汗出过多为特征的汗出异常，首选方为血府逐瘀汤。药用：当归尾10克、赤芍10克、生地10克、川芎6克、桃仁10克、红花5克、柴胡6克、枳壳9克、甘草6克、桔梗5克、牛膝10克，水煎服。如兼有气短，动则更甚，面色㿠白，疲乏懒言等气虚证时，可加用黄芪10～15克；若兼有形寒畏冷，汗出尤甚，四肢不温，尿清舌润等阳虚证的，可加附子6～10克；如汗出太过，也可在方中加用酸敛止汗的山萸肉12～15克、乌梅5～9克、五倍子5～9克等。在用活血化瘀法时，须注意气血的相互关系，在活血化瘀时勿忘有气阳不足的可能，在益气温阳时勿忘仍以活血化瘀为主，才有助于疗效的提高。

根据王清任的《医林改错》一书所介绍的经验，血府逐瘀汤治疗心胸部的血瘀为主及因血瘀而致的天亮汗出异常（无论自汗或盗汗）。因此，凡属汗出异常局限于心胸部的，或汗出异常而又有心胸部明显的、规律性不适（如心胸闷满、心胸疼痛，夜寐多梦鬼怪荒诞或刀光剑血诸证）的，都应首选血府逐瘀汤。

通窍活血汤由赤芍10克、川芎6克、桃仁10～12克、红花5克、葱（连葱白、葱头）七根、鲜姜6～10克、红枣十枚、麝香（用冰片1克冲入药汁代替）、黄酒半斤加水同煎煮服。此方王清任以治疗头面部瘀血症为主。凡头汗、面汗久治无效，汗出异常规律明显，均可试用此方。如果病人患有其他慢性病证，每逢节令变化（所谓"变节气"）病情必见反复者，更可用此方。

膈下逐瘀汤与少腹逐瘀汤均以治疗腹以下病证为主，膈下逐瘀汤还可治疗两胁、脐部的病证。膈下逐瘀汤由五灵脂6克、当归10克、川芎6克、桃仁10克、丹皮6克、赤芍6克、乌药6克、元胡9克、甘草6克、香附5克、红花6克、枳壳5克组成。少腹逐瘀汤由当归10克、川芎6克、赤芍6克、生蒲黄10克、五灵脂6克、官桂3～6克、没药5克、干姜3～6克、小茴香5克组成。由上可见,膈下逐瘀汤的药性较平和,有疏肝理气、活血化瘀,兼有凉血的作用。对汗出异常偏于两腋、两胁及阴部,且有热象者,效果较为明显,治疗时可参照局部汗出异常的有效方剂加减。少腹逐瘀汤的活血化瘀功效较强,且有温通作用,对汗出异常偏于下半身为主,或汗出异常而兼有寒象的病人,较为相宜。对阴汗久治无效而偏于寒瘀为主的,最为适合。

5.历代文献对自汗与盗汗有不少精辟的论述,对汗证的证、因、脉、治分析得很详细、具体,限于篇幅,尤其限于笔者的学术水平,无法简略概括。为此,摘录部分未加引用的重要论述,以作补充。

《素问·经脉别论》:"饮食饱甚,汗出于胃。惊而夺精,汗出于心。持重远行,汗出于肾。疾走恐惧,汗出于肝。摇体劳苦,汗出于脾。"

《素问·生气通天论》:"汗出偏沮,使人偏枯。汗出见湿,乃生痤痱。"

《三因极一病证方论·自汗论》:"夫自汗,多因伤风、伤暑,及喜、怒、惊、恐、房室、虚劳,皆能致之……治之当推其所因为病源,无使混滥。"

《医学正传》:"自汗与盗汗者,病似而实不同也。其自汗者,无时而溅溅然出,动则为甚,属阳虚,胃气之所司也。盗汗者,寐中而通身如浴,觉来方知,属阴虚,荣血之所主也。大抵自汗宜补阳调卫,盗汗宜补阴降火。则大法：阳虚而冷汗自出者，理宜补肝，益火之源以消阴翳也。阴虚火炎者，法当补肾，壮水之主以制阳光也。"

《古今医统正脉全书》："汗出于心，热之所致。汗出于脾，湿气上腾。汗泄于肤，卫气不固。所以清心则液荣于内而为血；和胃液，周流而不腾；实腠理则卫气充而液不泄。知斯三者，治汗毕矣。"

《景岳全书·汗证》："汗证有阴阳。阳汗者，热汗也。阴汗者，冷汗也。人但知热能致汗，而不知寒亦致汗。所谓寒者，非曰外寒。正以阳气内虚则寒生于中而阴中无阳。阴中无阳则阴无所主而汗随气泄。故凡大惊、大恐、大惧，皆能令人汗出，是皆阳气顿消，真元失守之兆。至其甚者，则如病后、产后，或大吐、大泻、失血之后，必多有汗出者，是岂非气去而然乎？故经曰：阴胜则身寒汗出，身常清，数栗而寒。寒则厥，厥则腹满死。仲景曰：极寒反汗出，身必冷如冰。是皆阴汗之谓也。故凡治阴汗者，但当察气虚之微甚。微虚者，略扶正气，其汗自收。甚虚者，非速救元气不可，即姜、桂、附子之属，必所当用。""病后多汗，若伤寒，若疟疾，凡系外感寒邪汗出热退，而有汗不即止者，此以表邪初解必由腠理，卫气开泄，其汗宜然，即数日、旬日亦自无妨。俟卫气渐实，汗必自止，无足虑也。若其他杂证，本非外感之解，而有自汗、盗汗者，乃非所宜，不容不治。"

《杂病源流犀烛·诸汗源流》："汗之病专属心，汗之根未有不兼由心与肾。……夫汗固为心与肾二经之虚，其实五脏虚衰，皆能致汗。其专由心虚而汗者，法当益其血脉；其专由肾虚而汗者，法当助其封藏；若由肺虚而汗，则必固其皮毛；由脾虚而汗，则必壮其中气；由肝虚而汗，必禁其疏泄。五脏所致之汗，各有治法如此。然此皆五脏之气先虚，而后汗出。非汗之出，分属于五脏也。"

《证论汇补·汗病》："阳虚自汗，宜补肺。然有扶阳而不愈者，乃表虚汗无以外卫也，当敛表以实之；心虚自汗，宜安神。然有补心而不愈者，乃血虚而汗无以退藏也，当养血以调之；汗出于脾，湿气盛也，当燥之。然有补脾胜湿而不愈者，乃火气蒸腾也，当先清其热；汗出于肾，阳加阴也，当清之。然有凉血养血而不愈者，乃相火作汗也，当滋其阴；肝主疏泄而自汗者，当调血清火；胃经气热而自汗，宜导痰通滞。此治杂病自汗之法也。""(盗汗)此症多见于虚劳之人，阴气损伤，宜养荣清热。若大病之后，新产之余，及久出盗汗不止，则阳气也虚，宜补气固阳。固阳能生阴，气为水母，甘温化气，阴液斯敛。若拘泥济阴，乌能卫外？！"

《类证治裁·汗证论治》："凡服止汗固表药不应，

愈敛愈出者，只理心血。"

《医林改错》（天亮出汗）："竟有用补气、固表、滋阴、降火，服之不效，而反加重者，不知血瘀亦令人自汗、盗汗，用血府逐瘀汤，一两付而汗止。"

第四章　局限性汗出异常

局限性汗出异常是指身体某一局部的汗液分泌过多、异于平常的病证。常见的局限性汗出异常有头汗、鼻汗、手足汗、心汗、阴汗、半身出汗、半边头汗等七种。

一、头汗（蒸笼头）

头汗是头部汗出异常的总称，包括头顶部、额部、项部及面部的汗出异常。因头部的汗出量多，如适逢外界气温稍低或湿度较大时，头部会出现蒸蒸汗雾犹同蒸笼揭盖的现象，所以俗称头汗为"蒸笼头"。

源流病机：头汗病证的名称，早见于汉代医学家张仲景所撰《伤寒论·辨太阳病脉证并治》。

中医认为，头是人体中一个十分重要的部位，所以称之为"精明之府"；又因为头部是人体经络系统中的所有阳经（手太阳经、手阳明经、手少阳经、足太阳经、足阳明经、足少阳经和督脉）的交会聚合之处，所以又称为"诸阳之会"；又因为头部是人身气血上会的重要场所，所以又有"五脏六腑之血气皆上会于头"的论述。因此，凡是外感六淫（风、寒、暑、湿、燥、火）、脏腑内伤，均可导致头部汗液的分泌失常。

头汗病证有自幼即患者，有因其他病证而引起的。

因不同病人的不同禀赋，不同致病原因，其汗出的持续时间、病情兼证及其预后，也都不同。以头汗为主的汗出异常，兼证较少，病程常较长。

证候特点：以头部汗出异常为特征，病人可明显自觉，他人也可明显觉察到。以头顶部汗出为主者，轻型可常觉无故有汗液自头皮渗出，遇风或以手帕、毛巾揩拭后，即可安和。中型者，汗液渗出较多，常在伏案写作、静坐听讲、进食之时，感觉汗液点滴而下，用毛巾、手帕揩拭后，可安片刻，又须揩拭。重型者，头皮渗汗已无法分清，额部、项部汗液顺流而下，或如雨滴，虽频频揩拭，汗液不减，头顶部如蒸笼揭开状水气蒸腾，每在情绪激动、会上发言、攻读及伏案思索、进食稍热或看见辛辣食品时头汗剧出。若在会餐、聚会场合，尤为狼狈。自幼即患头汗及因病致头汗者，每可叙述病程经过。其他兼证常不明显。

头汗而热象较甚者，常为身体瘦长、脾气急躁、易怒、易口干咽燥、心烦烘热而唇舌稍红、脉数者。头汗而寒象较重者，常系平素体胖、脾气顺和、时易腹胀、便溏、尿余沥不净、舌薄润者。

额汗多者，常可明显见额部汗珠渗出，顺面颊或沿眉心直滴而下，频擦后可干燥片刻。项后汗多者，可明显感觉汗液从后脖项顺流而下，颈背衣衫均湿。头顶汗、额汗、项汗者，一般多是全身汗出较少或不显著者；头汗颇剧而全身汗亦甚多者比较少。

治则：清阳热、潜浮阳、和气机为主。

主方：

（1）当归六黄汤：见前"阴虚火旺盗汗"。

（2）竹叶石膏汤（《伤寒论》）：竹叶10克　生石膏30克　人参（一般用党参12克）　麦门冬12克　半夏10克　甘草6克　粳米一撮　水煎服。

（3）小柴胡汤（《伤寒论》）：柴胡10～12克　黄芩15克　人参（一般用党参12克）　甘草6克　半夏10克　生姜2片　大枣10枚　水煎服。

（4）桂枝加龙骨牡蛎汤（《金匮要略》）：桂枝6克　白芍10克　甘草6克　生姜三片　大枣十枚　龙骨30克　牡蛎30克　水煎服。

（5）龙胆泻肝汤（《医宗金鉴》）：龙胆草9克　黄芩15克　栀子10克　泽泻10克　木通5克　车前子15克　当归10克　柴胡6克　甘草6克　生地12～15克　水煎服。

治疗体会：

（1）"头为诸阳之会"，全身阳经均会于头部。因此，临证所见头汗病证的治疗常以清热、泄热等法为主。

从现代生理学研究可知，头皮在人体散热诸环节中，占据十分重要的位置。临证所见头汗患者，在婴幼儿时戴帽较早较久、保暖条件较好者是比较多的，并且民间还有"婴儿时戴无孔帽（指头顶百会穴处缝密），最易患蒸笼头"的说法，是否有道理，尚需作进一步探讨。但婴幼儿代谢旺盛，所戴婴儿帽似以质地疏松多孔、透气性能良好而头顶部勿紧闭者为宜。

（2）自幼即患头汗者，治疗效果较难满意。当归六黄汤滋阴清火，虚实错杂者宜用；因头汗者每有肝旺之证，又因肝脉在巅顶与诸阳经交会。故龙胆泻肝汤泻肝泄热，有助于诸阳经火清汗敛，证重者还可加用当归龙荟丸吞服；竹叶石膏汤、人参白虎汤均益气阴而大清胃与大肠之阳明经热，头汗而同时伴有口渴喜凉饮、饮不解渴、舌苔薄黄而干、脉洪等阳明气热甚者相宜。

（3）小柴胡汤治头汗病证，系清代医学家唐容川的经验。若用来治自幼即头汗者，效果不太显著。若治疗头汗经久不愈而全身出汗反少者，比较有效。唐容川在《血证论·出汗》中说："汗者，气分之水也。血虚则气热，故蒸发其水，而出为汗。但头汗出，身不得汗者，乃阳气内郁，冒于下而为汗。以小柴胡汤解其郁，则通身得汗而愈。"可供参考。

（4）桂枝加龙骨牡蛎汤系《金匮要略》方，原治"男子失精，女子梦交"。后来多用来治疗自汗、盗汗、不寐、崩漏、心悸、怔忡等证。近代已故名中医岳美中用此方治疗项部汗自出，竟日淋漓不止，频拭不解之证，均数剂获效。兹录一案，以作参考："李××，年64岁，男性，于1972年6月11日就诊。患项部自汗，淋漓不止，频频作拭，颇感苦恼，要求治疗。诊其脉缓无力，汗自出。分析病情，颈部是太阳经所过，长期汗出，系气向上冲逆，持久不愈，必致虚弱。因投以张仲景之桂枝加龙骨牡蛎汤，和阳降逆，协调营卫，收敛浮越之气，先服4剂，自汗止。再服4剂，以巩固疗效。"

鉴于岳美中先生经验，又忆及先师刘鹤一用桂枝加龙骨牡蛎汤时，凡见面部油腻满布、卧起不安证者，常加蜀漆（3～6克）一味；阳虚胸闷者常去芍药加附子6～10克、茯苓10～12克，或可有助用药参考。

验案举例：

（1）桑叶能止汗之说，《丹溪心法》有"焙干为末，空心米饮调服止盗汗"的记载。曾治一中年妇女，系患风湿症后，每餐已能进软饭一盏，生活起居已能自理，二便通调。惟每在进食时或喝饮热汤，即满头汗水泞泞。届时已适冬令，但见其头上蒸蒸然热气腾腾，状如俗称之"蒸笼头"，切其脉小滑略数，舌苔光嫩。前医已进益气固表之剂未效。乃用《辨证录》之收汗丹加减。方用冬桑叶、荆芥、生地、元参、五味子、白芍、牡蛎。

服五剂后，汗减，连服十五剂而痊愈。（《浙江中医药·槜李医话》5: 161，1979）

(2) 赵××，女，21岁。1972年8月6日初诊。

患者不受冷热的影响而阵发性头面及背部出汗，汗则淋漓，发湿半截，内衣如洗，并有月经失调、胸闷、乏力等证二年余。经多方求治，西医诊为"自主神经功能紊乱"，中医诊为表虚不固，服益气固表药毫无效果。吾细问得知：家有继母，常受斥骂虐待，长期抑郁不乐，初为月经不调、胸闷、乏力，继则汗出阵作，愈来愈甚。结合善太息、脉涩滞，诊为肝失疏泄，气机不畅，继而导致营卫不和。治以疏肝解郁为主，调和营卫为辅。

处方：白芍12克　当归10克　柴胡10克　白术10克　薄荷10克　桂枝10克　生姜3片　大枣5枚　日一剂。

服药两剂，汗少。四剂汗止，原方未变又服两剂痊愈。(《中医杂志》4：41，1981)

(3) 周某，男，4岁。阑尾手术后，情况良好。惟家长觉得术后宜大补，自购红参、蜂乳等补品服后不久，发现头汗很多，稍动即额、鼻、颈俱湿，前来求治。诊见目睛微赤，苔浊黄腻，舌质红，脉滑数，腹微膨，大便干燥，2～3天一行，小便有米泔样沉淀。此乃肠胃湿热夹滞郁遏，循经蒸腾于上，迫液外泄，亦非虚汗。治以清化湿热，佐以消导，并嘱停服滋补之品。药后大便通畅，头汗减少，原方加减数剂即愈。(《中

医杂志》6：80，1981）

按：头汗自幼即患者，治愈较难；因疾而致者，常可见效。案1用收汗丹，推崇桑叶，余治数人汗症不止者，即用桑叶30～60克，去茎煮粥食，也收效。案（2）因肝失疏泄致头汗、背汗阵作，方用逍遥散加减，疏肝解郁，调和营卫得愈。案（3）因肠胃湿热阻滞，阳明郁热致头汗，经清化消导得安。

二、鼻汗

鼻汗是指汗出异常局限于鼻部，尤以鼻翼两侧及上唇部汗出显著的病证。

源流病机：鼻为督脉及手阳明大肠经、足阳明胃经等经络所过之处，又为肺脏呼吸的必通之路。因此，肺气宣肃失常，阳明经气受邪或盛衰，均可影响鼻部汗液分泌失常而致鼻汗。鼻汗与头汗常可同时存在，尤在关格、水结胸、蓄血、少阳病及阳亡汗脱等病证时，常混见而不可分。

证候特点：鼻汗病证多为自幼即患，证情一般以轻型为多。此类病人全身仍可有正常汗出，但与一般健康人相比汗出量常较一般人为少。鼻汗病人的鼻部汗出在说话、情绪紧张、工作劳累、活动时较为明显，汗液自鼻梁，尤其从鼻翼两侧渗出，形成汗珠，缓缓淌下。上唇处汗液可明显呈珠状停滞不动，晶莹可见。严重者虽用手帕擦拭，汗亦不敛。女病人上唇处汗毛常明显增多，鼻翼周围常可伴有少量色素沉着或雀斑。男病人中少数鼻部两翼油脂分泌较多，或可伴有痤疮。临证单纯以鼻汗而就诊者较少，自幼即患鼻汗病证者，其全身的不适感，也远较其他汗出异常病证为轻。

治则：参见"头汗"。

方药：参见"头汗"。

治疗体会：

鼻汗见鼻尖色黄如有一层油脂状，或形瘦而面鼻色黄均匀的病人，常有便秘史。应经常保持大便通畅，可以每日清晨喝淡盐汤一碗（空腹服），对保持大便每日畅行，减少面部痤疮和油脂的分泌以及对情绪安定均有帮助。

鼻汗因汗出范围较小，证情也较轻浅，证治中可采用加味三仙丹、止汗扑粉等外治法（参见有关章节），以减少局部汗液。

三、手足汗

手足汗是指手掌及足跖部汗出明显异于平常的病证。

源流病机：手足汗的名称，早见于金代医学家成无己所撰《伤寒明理论》卷一。

手背是手三阳经所循行的部位，手掌是手三阴经所循行的部位，手指系手阴经与手阳经交接之处。足背系足三阳经所循行的部位，足跖系足三阴经所循行的部位，足趾是足阴经与足阳经交接之处。另外，"脾主四肢"。因此，手足汗出异常的临证表现颇为复杂，凡脾胃湿蒸、阴亏血虚、中阳不足、气血虚弱、气机郁滞均可致手足汗出异常。

证候特点：手足汗出异常者以手及足部汗出过多为主要证候。病人对此深为苦恼。患手足汗出异常的病人，平时全身汗出常不显著，甚至在气温较高的环境中，全身汗出也常局限在腋下、背部等较小范围。

手足汗出异常轻型者，仅在紧张、劳动或外界气温较高时，手汗、足汗稍增。因全身仍有一定数量汗出，虽手足常有湿润感，但一般不必专门诊治。

手足汗出异常中型或重型者，无论冬夏，手汗、足汗均多，因此手帕常湿，鞋袜虽常替换仍终日湿黏，甚至可从鞋中倒出水来。手汗严重者，看戏、听课及注意力集中或稍紧张时，汗液即可大量渗出，甚至如雨点般沿手掌掌纹流下。以致无法执笔写字，无法进行精细操作，可明显影响学习和工作。手汗或足汗病人的手部或足部若汗出不畅可在皮下形成汗疱样小丘疹，瘙痒不堪，可因搔破感染而致局部溃烂。部分病人足汗并可混有明显臭味。手汗严重者，夏季可使掌皮脱落，露出真皮，触之痛甚；冬季可皲裂干燥，时时肤裂出血。若全身性发热时,手汗、足汗常可立时闭止。临证所见脉舌,常随其他兼证不同而有变化。

治则:内服外用结合,调阴和阳敛汗。

方药:

(1) 外用洗方:水煎浸洗手、足。

一号方(《验方新编》):黄芪15克 葛根30克 荆芥10克 防风10克 枯矾10克 煅牡蛎30克。

二号方:麻黄10克 桂枝10克 北细辛10克 荜拨10克 干姜10克 吴茱萸10克。

(2) 牡矾丹(《杂病源流犀烛》):煅牡蛎30克 黄丹9克 枯矾10克 研末 每次取一撮搽抹患部。

(3) 内服方:

①大柴胡汤(《伤寒论》):柴胡12~15克 枳实10克 黄芩15克 半夏10克 大枣10枚 生姜3片 大黄6~9克(后下) 水煎服。

②排气饮(《景岳全书》):藿香10克 枳壳10克 厚朴6克 乌药10克 香附10克 陈皮10克 槟榔10克 泽泻10克

③十全大补汤(《和剂局方》):人参(一般用党参12克) 肉桂5克 川芎6克 熟地15克 茯苓12克 白术12克 炙甘草6克 黄芪12克 当归10克 白芍10克 生姜3片 大枣10枚 水煎服。

治疗体会:

（1）手足汗出异常仅用外洗法治疗，可收暂时的效果，但疗效难以巩固。仅用内服方治疗，见效较慢。若是内服、外洗结合，疗效则明显提高。

（2）应用外洗方时，可先将药浸入冷水中20分钟（用水量可为一般内服煎药用水量的二至三倍），武火煎沸后，以文火煎15～20分钟，即可将药汁倒入脸盆或洗脚盆中，待水温适宜时浸洗手、足。一次浸15～20分钟。一剂药可以煎熬四次，反复浸洗手足。外洗后，可在手掌或脚掌部抹少许加味三仙丹、牡矾丹、止汗扑粉等，均有一定效果。

外洗一号方对手汗、足汗均有暂时敛汗效果。病人浸洗手、足后，常诉手足有润滑干燥感。轻型、中型患者用后可获半天至数天汗液分泌减少的疗效，重型患者仅可获半小时之效。加用加味三仙丹等粉剂后，轻型、中型的病人疗效可明显提高；重型的病人用后，仅可延长手掌及足跖部润滑干燥的时间，汗液一出后，粉剂均成条状沾于手足掌跖部，反觉黏腻。可用水洗去后，再浸、再抹粉剂。

外洗二号方与一号方组成相比较，并无一号方的益气固卫、清热祛风、燥湿敛汗等作用，而系温阳散寒、温阳暖中的药物。二号方外洗后，有两个反应——手足浸洗后，全身性汗出若明显增多，手汗、足汗量即可见少；有的病员用此方外洗后，出现以往从未有过或很少出现过的通身明显汗出的现象。有效者手足经浸洗后,手汗及足汗出现的时间,又可进一步缩短,保持正常的时间可进一步延长。加用加味三仙丹等粉剂,对延长敛汗时间,有一定帮助。

外洗二号方,创制此方的根据是:①凡病初起,用寒凉药机会稍多;凡病经久者,虽有化热可能,但用温药的机会仍较多。临床实践证明,以麻黄、桂枝、细辛之温散,干姜、吴茱萸、荜拨之温中,治疗脾虚久泄、脾虚寒饮有效。按"脾主四肢"理论,手足汗出溱溱,经久难愈,运用温散、温中之法,脾健而津液运化,手足汗出异常也可能得到治疗。由于此方副作用甚微,可以大胆应用。②凡手足汗出异常者,体温若是骤高,手足之汗立时闭止;手足汗多,体温常可正常。又见气温高而体汗增多时,手汗也每见减少。受此两点启示,创制辛温散表、香燥暖中洗方,以求改善局部汗液分泌功能,收到一些效果。如何进一步提高疗效,尚待研究。

(3) 手足汗出异常的治疗方法较多,如手足常潮湿多汗,多属脾胃湿蒸旁达四肢。常可兼有烦躁易怒、口苦口臭、小便赤少、大便秘结、脉滑苔干等症状,宜用大柴胡汤调气泻热通便。大便通畅者,亦可不用大黄;如手足汗多而手足心热、心烦、烘热、脉细数者,多属阴亏血虚,宜用四物汤、麦味地黄汤(方药见前)等;如手足汗出如水,手足发凉,脉舌无明显热象者,属中阳不足，可用理中汤《伤寒论》方：干姜10克、白术15克、人参或用党参12克、甘草6克，加乌梅6克、山萸肉12克、五味子5克等，也可用加味补中益气汤，均有一定疗效。

但是，如果患手足汗出异常较久，用凉药、补药均不能取得效果者，属于阴阳不和，经络不畅。此时可用排气饮加半夏10克、茯苓10克、川乌6～10克、白附子10克，调气机，通经络，和阴阳；如果手足汗出异常而体质素虚、劳累后汗出明显增多、疲乏尤甚的病人，可用十全大补汤大补气血，以改善体质，调整阴阳而使汗出收敛。

（4）患足汗出异常求治者比患手汗求治者少，实际发病率相差不多。因足汗较隐蔽，病人常咬牙克服不来求医。足汗多者的鞋袜一日数次替换，鞋内还常是湿腻不堪，足跖足趾整日浸于汗液之中，局部皮肤常可变白变皱。至冬令汗出仍多，以致双足冰冷而无法着棉鞋。治疗所用内服外治方药均同上所述，在鞋内撒些软脚散粉剂，对汗液的收敛、足臭的消减，以及保持足部的健康，都有好处。

软脚散系经验方，载于清代医学家汪昂所撰《汤头歌诀》中，药用防风30克、白芷30克、川芎30克、细辛30克，研末，取少许撒于鞋内，二、三日加粉一次。方中还可加入山柰、吴茱萸、五味子均等量研末，以增加敛汗的疗效。

(5) 手汗久治不愈，还可用三棱针刺指尖出血（可刺二或三个指头，也可刺十个指头），刺后挤血一、二滴即可，有显著敛汗效果。

验案举例：

(1) 顾××，男，35岁。患手汗症多年，汗出大量不止，天热及工作紧张时更甚。全身无异常，既往无慢性病史。曾用中西药内服外治及针灸等无效。

处方：生黄芪30克、葛根20克、白矾15克，水煎后趁热熏洗手掌，一日三次，每日一剂。（同时内服谷维素片，每日三次，每次20毫克）。

连续用药五天后，两手大量出汗现象已控制，仅掌心微感潮润，局部皮肤也无燥裂等副作用。熏洗时全身有温暖感，并有漐漐微汗，而手汗全敛，继续观察，未见复发。（《浙江中医药》4：143，1979）

(2) 马××，男，38岁。1976年8月17日初诊。

手足阵发性出汗四年余。汗则顺手足成滴流下，状如水洗，日发无数次，天冷时亦然。多方求治，均无效。吾根据其口黏、舌苔厚腻、脉缓等证，结合"脾主四肢"的理论，诊为脾失健运，湿阻中州所致，治以藿朴夏苓汤加减。

处方：藿香10克　半夏10克　云苓15克　杏仁9克　生苡仁25克　白蔻9克　猪苓10克　川朴10

克　泽泻10克　苍术10克　通草1克　日一剂。

服药四剂，出汗减少，舌苔退去大半，八剂汗止，继服二剂，巩固疗效，随访半年未复发。(《中医杂志》4：42，1981)

(3) 赵×，女，15岁。1972年4月30日初诊。

两手指掌春夏秋三季汗多如水，指掌脱皮色红干痛，冬令手汗减则指掌皮如常人。治从季节、从脾胃着手，内外兼治。

处方：①生石膏30克　淡竹叶10克　党参10克　麦冬12克　半夏10克　生甘草5克　粳米一撮　益元散6克（水调吞服）　水煎服。

②萝卜缨15克、茜草15克、荔枝草15克、梗通6克，煎水浸洗手，一日二至三次。

二诊：5月5日。手汗减，指痛也消除，小便增多。煎洗中药有困难，要求服用丸药。拟用健脾敛汗之品。

处方：资生丸90克，每日二次，每次服9克。桑麻丸90克，每日二次，每次服9克。

三诊：5月19日。经治已三周，手指掌脱皮已控制，但益元散停服近10天，手心又觉热，手指掌痛又作，但手汗较前减少。予服丸药同前。以三棱针刺两手中指尖出血。

手汗基本控制，虽写字、缝衣也无大妨碍，手指掌皮一如正常人。

四、心汗（胸前汗出异常）

心汗是胸前局部汗出异常的特有名称，专指胸前两乳间汗出过多。

源流病机：心汗的名称，早见于元代医学家朱丹溪所撰《丹溪心法·盗汗》。

心胸两乳是人体心肺所在部位，主要由任脉、肺脉、胃脉所循行。膻中穴即在两乳之间，系足太阴脾经、足少阴肾经、手太阳小肠经、手少阳三焦经与任脉等五条经络交会处。中医古籍《难经》又明确指出："气会膻中"。因此，凡心肺功能失常，心神不宁，气失固卫，均可导致心胸两乳间汗液疏泄失常而致汗。

证候特点：全身别处汗出不明显，仅于胸前两乳之间膻中穴周围汗出津津。心汗病证多见于诵读劳心过度的教师、学生、作家、文艺工作者等，体力劳动者较为少见。心汗的发病以间断发作者为多见，每次发作又常与思虑劳心过度、熬夜、劳累有密切关系。汗出量一般不太多，但在伏案写作、默诵苦想、夜半人静之时，常可明显感觉到胸前有汗液渗出，胸前衣衫渗湿或沿胸腹中线缓缓流淌。心汗量的多少，与气候无明关系。

常可伴有的兼证以心脾肾三经之证为主。心经常见证为心悸、怔忡、心神不宁、夜寐多梦、闻声则惕然而惊等；脾经常见证为思虑稍多则虽有饥饿感但食欲不强，进食乏味，或常有脘腹食后胀满、中脘隐痛喜按喜暖、大便溏薄等；肾经常见证为健忘，伏于书桌前读书或写作过久，腰背酸痛必见加重，胫膝痿软，精神疲惫，或有梦遗滑精，带下绵绵，或有阳痿早泄等。心汗日久不愈，又可导致全身性汗出异常而见有自汗、盗汗证。

治则：养心宁神为主，兼益脾肾。

方药：

（1）天王补心丹（《摄生秘剖》）：生地黄12克　五味子6克　当归10克　天门冬10克　麦门冬10克　柏子仁10克　酸枣仁12克　党参10克　玄参10克　丹参10克　茯苓12克　远志6克　桔梗5克　朱砂1克（吞服）　水煎服或服药丸。

（2）归脾汤（《济生方》）：龙眼肉12克　黄芪15克　党参10克　白术10克　茯神12克　甘草5克　远志6克　木香6克　酸枣仁12克　水煎服或服成药丸剂。

（3）助思汤（《辨证录》）：人参（一般用党参12克）　熟地15克　生地12克　麦冬12克　北五味子6克　黄连3克　肉桂3克　茯苓12克　菟丝子15克　丹皮10克　朱砂3克（吞服）　柏子仁10克　炒枣仁12克　莲子心1克　水煎服。

治疗体会：

(1) 心汗治疗重点在治心，宁心神、益心气、养心阴是治疗心汗的原则。天王补心丹适用于心阴不足，心神不宁而以心汗、心悸、失眠为主要见证者，见效后可长服天王补心丹丸剂；归脾汤适用于心脾两亏，而以心汗、惊悸、纳少便溏为主要见证者，既益气健脾，又养血安神。见效后可长服归脾丸；助思汤适用于心肾同病，精力不足而以心汗、健忘、睡不安宁而心悸、腰膝痠软或兼遗精、早泄、阳痿，或女子崩漏带下者。见效后可长服人参养荣丸及麦味地黄丸。

(2) 心汗的治疗见效较快，但巩固较难。关键在于平时劳逸适当，形成合理的作息规律，注意锻炼身体，提高体质水平。适当的气功调养，适当的营养进补，对心汗的证治和疗效的巩固，都是有帮助的。

验案举例：

何××，男，34岁。1973年11月初诊。

素来体弱，又不自量，好攻读，喜彻夜写作。1967年以来屡次因病住院，未能痊愈，又复操劳，致心悸怔忡，时时筋惕肉𪙊，夜难入寐，或虽寐而梦多，醒后头晕目眩。近年来，操劳烦心或攻读稍久，寐则易惊，惊则胸前膻中至两乳处冷汗涌出，轻则衣衫潮感，甚则一夜数易衣衫，教课或夜间值班之后，必觉短气、腹隐痛、大便溏。舌苔薄润，脉沉细。证属心脾两虚之心汗证，治拟调补，并望劳逸自知为宜。

处方：归脾丸250克，每日三次，每次5克。

人参养荣丸250克，每日三次，每次5克。

金匮肾气丸250克，每日三次，每次5克。

药服半月，心汗止，心悸、不寐亦安。（刘鹤一老师诊治案）

按：经治后证除，遂留心"心汗"之证，经按方诊治数人，确效。

五、阴汗（阴部汗出异常）

阴汗是指外生殖器与会阴部位局限性汗出异常的病证。

源流病机：阴汗的名称有两种含义。一种含义系指全身出冷汗，常因阳衰阴盛，汗液分泌失常所致，治疗应扶正温阳为主，具体证治可参考"自汗"内容。

另一种系指外生殖器及其附近的局部汗出异常。阴汗的名称，早见于金代医学家李东恒所撰《兰室秘藏·阴痿阴汗门》。

阴部系足厥阴肝经及足少阴肾经所循行部位。因此，凡肝经湿热下注，或肾阳虚衰均可导致阴部汗液疏泄失常而汗出异常。

证候特点。以阴部汗出明显为主要特征。病人阴部常潮湿不干，内裤常为汗所湿，汗多时可阵阵如涌。因肾阳不足而阴汗多者，阴汗如水状流淌，局部冷感，脉常缓，舌常薄润。因肝经湿热而阴汗多者，汗多黏滑，汗味臊臭，常伴有阴痒、阴痛，并可兼见烦躁易怒、口苦咽干、尿赤便黏等症状。

治则：温肾、散寒、敛汗。

清热、泻肝、化湿。

主方：(1) 三妙丸（《医学正传》）：黄柏12克　苍术12克　川牛膝12克　水煎服，或服成药丸剂。

(2) 柴胡胜湿汤（《兰室秘藏》）：柴胡10克　酒炒黄柏10克　升麻6克　泽泻10克　当归梢10克　羌活10克　麻黄根10克　汉防己10克　龙胆草9克　赤茯苓12克　红花6克　五味子5克　生甘草6～9克　水煎服。

(3) 安肾丸（《杂病源流犀烛》）：胡芦巴10克　补骨脂12克　川楝肉10克　小茴香6克　续断12克　杏仁10克　桃仁10克　山药15克　茯苓12克　水煎服。

(4) 天雄散（《金匮要略》）：天雄10克　白术15克　桂枝10克　龙骨30克　水煎服。

(5) 外用扑粉（《经验方》）：密陀僧20克　蛇床子30克　蛤粉30克　煅牡蛎30克　研末，取少许扑抹阴部。

治疗体会：

(1) 三妙丸加椒目10克、徐长卿12～20克，治阴汗湿痒，甚至搔之流黄水者有效。一般阴汗证较轻，或病属初起者，此方疗效可靠，并可按证情需要，如湿重肢体重着酸痛加用薏苡仁30克，为四妙丸；如若大便干结或口疮、尿短赤，可再加大黄6～10克为五妙丸。此方药少，价廉而效佳。

（2）柴胡胜湿汤系李东垣治"两外肾（即睾丸）冷，两髀阴汗，前阴痿，阴囊湿痒臊气"的有效方剂。《兰室秘藏》中又有用龙胆泻肝汤、清震汤治前阴汗多臊臭记载。可见肝经湿热致阴汗者，治疗重在清肝、泻肝及用风药燥湿，并佐少量当归、红花等血药以入肝养肝、和肝。

（3）安肾丸、天雄散均以温肾益阳为主，阳盛则阴寒减轻，阴寒减轻则阴汗收敛。用药时，以此药渣煎水温洗局部，可提高疗效。

（4）不论何型，不论有无湿痒、臊臭，均可配合使用外用扑粉。若同时患有绣球风（慢性阴囊湿疹）等以痒为主的病证时，应先治绣球风等病证。

验案举例：

赵×，男，29岁，1982年门诊病员。

阴汗多，夏季尤甚，裤裆常有湿冷滑腻感。阴囊无皮损，无瘙痒。唇红，舌边红苔薄，脉滑。证属湿热下注之阴汗症。治用《中级医刊》加味三妙丸方加徐长卿。

处方：川黄柏12克　苍术12克　川牛膝12克　川

椒目10克　徐长卿12克。

药用七剂，阴汗显减，惟觉口干反甚，仍守原方善后。

按：此方曾治多人，确有效果，对有下肢慢性湿疹者，常可获一药二效之功。用李东垣柴胡胜湿汤治阴汗有浊味者、天雄散治阴汗伴阳虚遗精者，均有效。

六、半身汗出异常

半身汗出是指半边身体汗出异于平常，而另半边汗不出或出汗甚少的病证。

源流病机：半身汗出可见于多种病症，尤其在半身不遂、截瘫时，表现尤为明显。本证多因气血不充而有痰饮内阻经络所致。

证候特点：半身汗出较多，而另半身汗出甚少或几乎不出汗。本病一般发作较缓慢，病程较长，常继发于各种慢性疾病之后。中风半身不遂、截瘫等病症的不遂侧及截瘫部位常常汗出增多。脉多虚涩、濡缓，舌嫩苔薄。

治则：可用补气血、化痰、通络、祛风法，但主要应治其原发病证。

治疗体会：

据有关文献记载，凡中风及截瘫致半身不遂者，或左半身不遂，或右半身不遂，或下半身无知觉，其瘫痪不遂处汗出常增多。当中风及截瘫病证好转或痊愈，半身汗出异常也见好转。

对半身汗出异常病证，以清代医学家张璐所撰《张氏医通》论述较详。综合文献记载，凡治半身汗出异常，当用十全大补汤、人参养荣汤、大建中汤（《和剂局方》方：当归10克、白芍10克、白术10克、麦门冬10克、黄芪15克、甘草6克、肉苁蓉10克、人参一般用党参10克代替、川芎6克、肉桂3克、附子6克、半夏10克、熟地黄15克、茯苓10克、生姜3片、大枣10枚）加行经豁痰药，水煎服。待病人服药后证情好转，元气稍充，"再间用小续命汤一剂，以开其表，或用防己黄芪汤（《金匮要略》方：防己10克、黄芪15克、白术10克、甘草6克、生姜3片、大枣10枚）加川乌以散其湿"。历代文献又强调用药不宜阴滞，特别指出"此证虽属血虚，慎不可用四物（汤）阴药，以其闭滞经络。"所以，凡中风、截瘫等病证，又应按中风、截瘫证详加辨证论治，恐非单一数方可以概括。

七、半边头汗

半边头汗是临证较为少见的头部汗出异常病证，以头半边汗出异常而另半边丝毫无汗为特点。

源流病机：半边头汗病证历代文献记载甚少。唯见于《眼科奇书》。是因大病后同房受寒，阴阳两亏而寒阻经络，汗液分泌失常所致。

临证特点：必有患重病后体力尚未康复，同房而受寒病史。汗出半侧头部，自头额眉心正中沿鼻尖直至颈部半边汗出如雨，在进食、情绪变化、活动时尤甚，而另半侧头部皮肤丝毫无汗。面部两侧，对比十分明显，无问冬夏均是如此。半边汗出侧常可伴有目生翳障史。使用一般治疗自汗、盗汗方药效果均不显著。

治则：益肾温经，散陈寒。内外兼治。

方药：

(1) 治半边头汗经验方（《眼科奇书》，一名《眼科宜书》）：酒炒川芎15克　当归15克　乌附子6克　秦艽6克　蔓荆6克　天麻5克　炙草5克　升麻5克　桂枝5克　生姜一块　水煎服。

(2) 包头风药（《眼科奇书》）：川乌　草乌　香附　桂心等量30克研末，酒炒包熨头面部两侧，直至汗止为止。

(3) 熟益巴戟汤（《眼科奇书》）：熟地60克　益智仁12克　巴戟天15克　水煎服。

治疗体会：

(1) 半边头汗病证的特点为半边汗如雨，半边丝毫无汗，且有体虚、大病后肾虚受寒史。临证常见的半边汗出较另一侧稍多，或额部一侧汗出稍多的病证，均不属此处所说的半边头汗异常，其治疗可按"头汗"

论治。

(2) 半边头汗病证惟近代已故名医赵守真所撰《治验回忆录》一书中有治验经过的明确记载，摘录于下，以供参考：

刘汉芳君，目珠云翳，时好时发。汗出头面左半侧，自天庭眉心迄鼻准至颈而还，截然鸿沟。饮食、行动则汗，虽严寒亦如是，久治不效，迁延十余年。吾后获读《眼科宜书》，载有其证，始恍然其病之由于大病后行房所致。一日晤刘君，举以相告。是时值彼目发云翳，即据《宜书》方录与：川芎（酒炒）、当归各15克，乌附、秦艽、蔓荆、天麻各6克，炙草、升麻、桂枝各5克，生姜一块，水煎服。同时用包头风布帕包熨（其药：川芎、草乌、香附、桂心研细末酒炒），熨至两侧出汗。内外并举，以愈为度。十日大见效。汗已少出，五剂汗全止，翳亦退，续进熟益巴戟汤（熟地60克、益智仁12克、巴戟15克）加党参30克、白术15克、黄芪24克善后。两年来不仅汗未出，云翳亦未再发。

小 结

1. 局限性汗出异常的诊断并不困难。但是，局限性汗出异常与全身性汗出异常区别如下：(1) 局限性汗出异常大都对身体健康的损害远不如全身性汗出异常来得明显、突出。(2) 病人对局限性汗出异常的初起常不加重视，直至证情严重时才就医。病人虽对局限性汗出异常的汗出规律、特点的了解常较全身性汗出异常更为明确，但对局限性汗出异常的治疗，无论病人或其家属都远不如对全身性汗出异常来得迫切，治疗的坚持性也较差。(3) 历代医学文献对局限性汗出异常的记载较少，有效方药也不多。因此，局限性汗出异常的治疗常较全身性汗出异常收效缓慢，治疗的时间也较长。尤其是头汗（蒸笼头）的治疗，受内外环境的影响较明显，治疗尤需坚持一个阶段才能见效。

2. 鉴于局限性汗出异常的患病范围小，在用药时不能仅着眼于内服药，尤要注意外用药，以增加疗效。如治手足汗出异常的外用洗方，治鼻汗、阴汗的粉剂，治半边头汗的头风包药等，均应加以重视。

3. 局限性汗出异常的治疗病程长，见效慢，就更要在临证中"博采众方"，向期刊杂志、向久病不愈的病人请教，以求早日解除病人的疾苦。

例如徐长卿味辛性温，有祛风止痛，解毒消肿，芳香除晕之功。一位老药工经长期临床实践，以单味徐长卿12克煎汤内服，治疗急、慢性湿疹有效。有鉴于此，在验方三妙丸加椒目治阴汗有效的基础上，或用四妙丸或用五妙丸，均加椒目、徐长卿，疗效又有提高。

如在用黄芪、葛根、枯矾、牡蛎等煎后外洗治手足汗可暂时收到效果的基础上，又询得高热时手足汗敛、再按久病乏效勿忘用温的理论，用麻黄、桂枝、附子、细辛、吴茱萸、荜拨等煎洗治疗手足汗出异常，也有一定疗效。

4.对久治不效的病人，需进行耐心的说服分析，以使病人稳定情绪，共同探索规律，进行治疗，是很有必要的。

第五章　有色泽的汗出异常

一般的汗证所出的汗液无色泽，但有的汗证所出的汗液带有色泽可以染脏衣衫，临证最为常见的是汗出带血红色染脏衣衫的血汗，及汗出如柏树汁样黄色染脏衣衫的黄汗。

一、血汗

血汗是指汗出而其色淡红如血的汗出异常病证。又叫汗血、肌衄。

源流病机：隋代医学家巢元方所撰《诸病源候论·血病诸候》中已载有"汗血"的名称，在明代医学家方贤所撰《奇效良方·诸血门》中就称作为"血汗"，在明代医学家戴元礼所撰《证治要诀·诸血门》中，又称之为"肌衄"。

血气阴阳，关系密切，凡血气阴阳的偏盛偏衰，均可导致血汗证。最常见的如阳郁于内蒸阴为血汗，阴虚火旺（或肝肾不足肝火偏亢，或肺胃阴伤肺热亢盛）汗液外泄为血汗，或阳衰不能固表汗泄于外为血汗。

证候特点：平素汗液分泌正常或稍多，因病后汗液增多。但汗量一般不如自汗或盗汗那样多，往往自觉腋、胸前、背部等局部汗液明显增多。汗出带有淡红色，在出汗时不易觉察，常在洗涤衬衣（尤其是白色或浅色衬衣)时,觉有淡红色汗迹,不易洗脱,此后于汗出多时若以白手帕多次擦拭后才发现汗液是淡红色的。

病人就诊常以全身症状为主,汗出有淡红色染脏衣衫为兼证。少数病人全身症状不显著,而仅以血汗就诊。临证所见兼证,以伴心肝火旺兼证为多,常见有头晕目赤、心烦易怒、情绪易波动、心悸、不寐、口舌干燥,男子遗精、阳物易举,女子行经乳胀、带多等。脉弦滑数,舌边尖常红,苔薄;因气阳不足、卫外不固所致者,可兼见明显气短疲乏、肢湿不温、面苍白,或见滑精、尿频而清长,女子或见腰痠带下清稀,脉多细弱,舌常淡润。

治则:因心肝火旺致阴液外泄者,当清心泄肝,兼治肺;因气阳不足,卫外不固者,宜益元补气固卫。

方药:

(1) 凉血地黄汤(《医宗金鉴》):生地黄15克　黄连6克　当归6克　甘草6克　生栀子10克　玄参12克　黄芩12克　水煎服。

(2) 保元汤(《景岳全书》):人参(一般用党参15克)甘草9克　肉桂5～10克　黄芪30克　糯米一撮　水煎服。

治疗体会:

(1) 血汗一证,又名为汗血,又名为肌衄。其中,血汗、汗血,历代文献所述内容均同,肌衄的论述又有一些差异。一般血汗以全身性，尤其在汗出较集中的部位留有淡红色血迹样色泽为主，肌衄也可被概括在内。但是文献中的肌衄一般又指汗如血样自毛孔而出且明显可见的病证。如有的病人鼻尖常有血射出如箭，霎时即止，又无其他不适，可反复出现，文献称之为血箭，虽然也属肌衄范畴，但一般不归于血汗病证之中。

（2）血汗一证也有称之为红汗的，此论可见于清代医学家沈金鳌所撰《杂病源流犀烛·诸血源流》。但在多数文献中，红汗多指伤寒太阳病，脉浮紧，发热身无汗者，服药后汗不出而见鼻衄，衄后病转愈的病证。阅读文献时，应加以注意。

（3）临证所见血汗病证以心肝火盛、热证、虚热证者为多。治疗重点在心肝二经，又当加强凉血药的应用。当仿元代医学家朱丹溪"见血无寒"的理论，以清火为主。火清、血凉、热降则血汗敛。

治疗血汗偏热者，凉血地黄汤确为有效方剂。应用时应按清代医学家唐容川经验加减："古谓阳乘阴则吐衄，知阳乘阴而内逆者，发为吐衄，则知阳乘阴而外泄者，发为皮肤血汗矣！血者，心之液也；皮毛者，肺之合也。治法宜清心火，火清则阳不乘阴；兼治肺金，肺调则皮毛不泄。"方用"凉血地黄汤加桑皮、地骨皮、蝉蜕、百合、蒲黄治之；而虚火甚者，当归六黄汤治之。""肝火亢烈，逼血妄行，宜当归龙荟丸，从内以攻治之。"凉血地黄汤所加药物的常用剂量为桑皮12克、地骨皮15～30克、蝉蜕6克、百合10克、蒲黄12克。水煎服。

临证见气阳虚衰所致血汗者，用保元汤治疗，当用全方，切不可去掉肉桂、糯米。

(4) 肌衄而血出如箭者，用炮山甲研末外敷有效。血汗病证经久不愈，可用止汗扑粉（方见外治疗法），有助于汗敛。

验案举例：

李氏女，素禀怯弱。春间汛事不行，胁腹聚气如瘕，减餐肌削，屡服温通之药，至孟秋加以微寒壮热，医仍作经闭治，势濒于危。孟英切脉时，壮热烙指，汗出如雨，汗珠落脉枕上，微有粉红色。曰："虚劳是其本也。今暑热炽盛，先当治其客邪。"书白虎汤加西洋参、元参、竹叶、荷梗、桑叶（即生石膏48克先煎、酒炒知母9克、西洋参9克、元参片15克、鲜竹叶9克、鲜荷梗二尺、冬桑叶12克），服两剂，热果退，汗渐收。改用甘凉清余热，日以向安。继予调气养营阴，宿瘕亦消。培补至仲冬，汛至而痊。"（《王（孟英）氏医案释注》卷二）

按：病人体质素虚，又因久服温行通利药物治疗，阴血尤伤。外受暑热，气血更伤，邪热逼津外出而成血汗。清代名医王孟英先治暑热，以除血汗致病之根；继用调气养血益阴之剂以扶本，药对病机，故虚损而见血汗之重症始得痊愈。

二、黄汗

指汗出带有黄色，能染脏衣衫的汗出异常病证。

源流病机：黄汗作为独立于黄疸病之外的病证名称，早见于汉代著名医学家张仲景所撰《金匮要略·水气病脉证并治》。多因出汗后入冷水中浴身，湿遏荣卫，或者因寒湿郁遏肌表，致汗液疏泄失常所致。

证候特点：头面四肢肿或不肿，身不恶风，汗出常有黄色，甚至沾衣色黄如柏汁，尤以腋窝等处尤甚。但目睛必无黄色。两胫常冷，腰髋弛痛，身体疼重，小便不利，脉多沉迟。

治则：扶表固卫，调营祛湿。

方药：

(1) 黄芪芍药桂枝苦酒汤(《金匮要略》)：黄芪30克 芍药9～18克 桂枝9～18克 苦酒(即醋)200～250克 水煎服。

(2) 桂枝加黄芪汤(《金匮要略》)：黄芪20～30克 桂枝6～10克 芍药12克 甘草6克 生姜3片 大枣10枚 水煎服。

(3) 瓜蒂散(《外台秘要》)：瓜蒂、赤小豆、丁香等量研末，每次取一小撮用棉花包裹塞鼻中，以流出黄水为度。也可取末少许,吸入鼻中。也可用瓜蒂、赤小豆、丁香各3~6克,煎浓汁,棉蘸滴鼻。

治疗体会:

(1) 黄汗病证常可见有四肢甚至头面作肿,汗出沾衣色黄,甚至深如柏汁,但身不黄、目睛不黄,这是它与黄疸的根本区别。

(2) 黄汗的成因,《金匮要略》强调:"汗出入水中浴,水从汗孔入得之",说明是劳累后汗出,皮肤肌表空虚之时,水湿侵入而郁遏荣卫致病。清代医学家何梦瑶在所撰《医碥》一书中强调黄汗形成的原因总由寒湿风热交遏蒸郁致病。

(3) 黄芪芍药桂枝苦酒汤所治黄汗病证,应为不发热或发热不显著,恶风而周身汗出,汗后恶风尤甚,身体常浮肿,出汗沾衣色黄如柏汁,无关节疼痛,脉沉者。此方用药量黄芪20~30克,桂枝、白芍各9~18克,加水两茶杯,米醋半茶杯,浸药20分钟后煎煮取汁饮服。部分患者气血通达不畅,可改用陈酒半茶杯代米醋。

桂枝加黄芪汤所治黄汗病证,应按《金匮要略》所指出的主证:"黄汗之病,两胫自冷……若身重汗出已,辄轻者,久久必身瞤,瞤即胸中痛,又从腰以上必汗出,下无汗,腰髋弛痛,如有物在皮中状,剧者不能食,身疼重,烦躁,小便不利……"特别要注意有身体腰髋疼重，汗少沾衣色黄而淡，汗出不透并且腰以上有汗，腰以下无汗等症状。

(4) 瓜蒂散原为催吐剂。至唐代医学家王焘所撰《外台秘要》一书中，才用瓜蒂、赤小豆、丁香煎汁滴鼻，至后世又有记载以瓜蒂散加生秫米，研末成小丸（病重者如大豆大，病轻者如小豆大），纳入两鼻孔中，觉痛缩鼻须臾，鼻中流清黄水，或水自口中吐出，可治黄汗。方法虽异，却较内服安全。

笔者对瓜蒂散搐鼻治黄汗，尚无经验。仅摘录清代医学家李用粹所撰《证治汇补·黄病·黄汗》一段如下，以供读者参考："黄汗者，汗出染衣，色如熏黄，身肿且痛。虽发热而不渴，暮则烦躁不眠。因脾热汗出，入水澡浴，为风所闭，热留皮肤所致。属表证，宜解热湿，和其荣。用丁香搐鼻法，搐去黄水自愈"。

验案举例：

周××，女，48岁，1976年6月初诊。

去年深秋，劳动结束后，在小河中洗澡，受凉后引起全身发黄浮肿，为凹陷性，四肢无力，两小腿发凉怕冷，上身出汗，下身不出汗，汗发黄，内衣汗浸后呈淡黄色，腰部经常窜痛，烦躁，下午低烧，小便不利。检查：肝脾未触及，心肺听诊无异常，血、尿常规化验正常，黄疸指数4（在正常范围），脉沉紧，舌苔薄白。服芪桂芍苦酒汤（黄芪30克、桂枝18克、白芍18克、水二茶杯、米醋半茶杯,头煎煮取一杯;二煎时加水二杯,煮取一杯,头煎液和二煎液合在一起,分为二份,早晚各一份),共服六剂,全身浮肿消退。皮肤颜色转正常,纳增。疗后未复查蛋白电泳。(《山东中医学院学报》2: 55, 1980年)

第六章　有异味的汗出异常

有异味的汗出异常，是在出汗同时自觉及别人同时觉察有特殊气味的病证。其中最常见的是狐臭证及焦味汗证。

一、狐臭

狐臭是在汗出异常的同时，伴有触鼻难闻的狐骚臭气味的汗证。

源流病机：狐臭的名称早见于晋朝医学家葛洪所撰《肘后备急要方》。历代医学文献又称之为胡臭、体气、腋气。多因湿热之体汗出异常，湿浊秽气外泄，或因遗传所致。

证候特点：一般幼年无狐臭，每在青壮年时发作，年老体衰之时证消。

轻型仅在活动汗出后，于腋部稍近处可闻及少量狐骚气味，臭味尚轻，同室居住及同桌吃饭之人，偶可闻及，也不介意。若注意局部清洁卫生，保持局部干燥洁净，可不作任何治疗。

中型病人狐臭局限于腋部，平时汗出较多，腋汗尤多，狐骚臭味较重，在劳动、运动及卫生清洁稍差时，恶臭尤重。不仅病人可自觉，同室及同桌吃饭者，也可闻及。病人如认真清洁局部，勤换衣衫，或多穿几件单衣,以及局部用药后,骚臭味可明显减轻。

狐臭的重型病人不仅腋部,甚至乳晕部、脐部、外阴部、肛门周围均可发散出特殊气味,触鼻、臭秽。在公共场所活动时,气味影响范围大,常易引起明显反感。劳动、活动时骚臭可明显加重,即使在静止的环境中,如在睡眠时,骚臭依然较重。冬令时腋下衣衫常湿,虽穿厚袄别人仍可嗅到臭味。

狐臭病人的心情常忧郁,形成严重的自卑感,性情烦躁,喜好孤独,久而久之甚至对已经治愈的狐臭,仍可产生幻觉闻到臭味。狐臭病人的耳朵油脂常明显增多,形成俗称的"油耳朵"。

治则:杀菌、制酵、敛汗。以外治为主。

方药:(1) 密陀僧散(《外科正宗》):雄黄6克 硫黄6克 蛇床子6克 密陀僧3克 轻粉1.5克,共研末,以醋调外敷局部,或用黄瓜蒂一个,上药擦患处。本方并治汗斑。

(2) 腋气神效方(《世医得效方》):密陀僧30克 白矾21克 硇砂少许 麝香1.2克,共为细末,先用大皂荚煎汤洗患处,后再抹药。

(3) 加味三仙丹:密陀僧60克 外科三仙丹10克 炉甘石10克 滑石20克 寒水石10克 甘草6克 松花粉18克,共研细末,清洁局部后,蘸取药粉少许,搽抹患处。每日或隔日搽抹一次,轻者五～七天搽抹一次。

治疗体会：

（1）狐臭就是现代医学所说的大汗腺性臭汗症。由于大汗腺臭汗症主要发生在腋窝，所以也叫腋臭。外阴部、乳晕部、肛门周围由于也有大汗腺，所以也可产生狐骚样臭味，但此种患者较腋臭患者少。

狐臭的臭味是在遗传的基础上，革兰氏阳性细菌对大汗腺所分泌的乳白色分泌物，进行酵解后产生的。由于大汗腺分泌功能在青春期逐渐加强，到老年渐趋减弱，大汗腺也随之萎缩。所以，狐臭只发生在青壮年，机体代谢越旺盛，狐臭味就越强烈。而到老年时，狐臭味就减弱，直至消失。

因此，狐臭患者一是要加强个人的清洁卫生，勤洗澡、勤换衣衫；二是局部用些药物，以加强局部的杀菌、制酵、敛汗、除臭作用；三是部分严重病人可采用药敷、手术等综合治疗法。

（2）在历代医家治疗狐臭的经验中，外用药以密陀僧、轻粉、枯矾、雄黄等为主，用药后均有一定的除臭效果，但维持的时间较短，病情易反复。

鉴于狐臭病人大都有家族史，大都有湿热内郁及秽浊臭味特征，拟加味三仙丹对轻型、中型、重型狐臭及经手术等治疗后反复者，均有较好疗效。对手部、足部及阴部局限性汗出异常有辅助治疗效果。对足汗及阴汗局部腺臭等小汗腺臭汗症也有辅助治疗作用。

加味三仙丹的主药为治梅毒恶疮的专药——外科三仙丹（主要成分为氧化汞），其杀菌、制酵、去腐、生肌作用很强；其杀灭细菌，制止酵解，消除狐臭味的作用，亦较其他药物为优。其他药物，如历代治疗狐臭常用而有肯定疗效的密陀僧（主要成分为一氧化铅），具有较明显的收敛汗液、减少汗腺分泌和杀菌的作用；炉甘石、滑石与寒水石、甘草、松花粉相配合，又具有清热、化湿、解毒，以及滑润皮肤的作用，因此治疗范围较广泛，疗效也较满意。

若证情严重者，也可在加味三仙丹中加入轻粉6克、枯矾6克，以增强疗效。也可在加味三仙丹中按照《世医得效方》的经验加用铜绿10～15克。此药有显著的收敛黏膜血管，减少黏液分泌，及杀菌之效，在外科中广泛用来治疗腋臭、疥疮、黄癣、湿疹及慢性溃疡等。加味三仙丹加用铜绿后，可以延长消除狐臭的时间。

加味三仙丹应用时，需先清洁局部，然后取药末如烟灰大一撮搽抹患处。搽抹后，局部汗液可见减少，臭味立时减轻。轻型一日搽抹一次或数日搽抹一次即可，经一个或几个夏季的治疗，臭味常可基本消除。中型及重型狐臭病人及狐臭手术治疗后复发者，每日搽抹一至二次即可消除异味，一般无明显副作用。连续搽抹应用，疗效易巩固，臭味可逐渐减轻甚至消失。搽抹后即使再洗澡冲洗局部，因大汗腺分泌减少，局部酵解被控制，狐臭味仍可控制。

应用加味三仙丹时，应注意：(1) 事先应认真清洁局部（尤其是第一次应用时，尤为重要），务必把积垢除净，使药物能较好发挥作用。(2) 局部毛发（尤其是腋毛）过于浓密的病人，最好把毛发剃除，局部揩干再用药，以免药粉根本未触及病灶。证情严重者，方中可加用轻粉、枯矾、铜绿。有轻粉接触过敏者，忌用轻粉。(3) 个别病人用药一周仍无效，可改用其他治疗方法。

注：自1965年创制此方以来，陆续试治部分病人，均获良效。于1981年请上海延安东路《童涵春药店》按此方配伍加工制作了一批60克瓶装"加味三仙丹"。仅自1981年10月至1982年6月已售出6308瓶，疗效满意。

验案举例：

唐××，男，30岁，1966年诊。

有狐臭家族史。幼年时无异，上初中时即觉汗出比一般人为多，皮肤油脂尤多，两耳用布帕一按即有油迹染上，汗味较重。以后腋部狐臭味日趋加重，劳动、打球之后，臭味每有增加，以致衣着稍薄，臭味即可透出。高中三年级以来，虽穿衣甚多，近处也可闻及臭味，夏秋气温潮湿闷热之时，更觉其味臭秽不堪。在食堂用饭、住宿、乘车之时每易受人歧视，以致情绪低沉。年龄较长后，曾有人介绍多人与其谈恋爱，都因此证而未能成功。对病员本身心理及学习、工作、生活，都带来了很大的不良影响。后用加味三仙丹搽抹后，臭味全消除，遂得顺利工作、学习、恋爱，目前已有一幸福美满的小家庭。

二、焦味汗

焦味汗是在汗出异常的同时，散发有焦燥煳味的一种汗证。

源流病机：焦味汗的名称在历代文献中尚未见记载，临证中遇到这类病人也不多，因汗出异常并伴有焦燥煳味，或如煤烟味而暂名之。按《内经》的理论及汗出异常病证的病机分析，此证多为素来肺肝郁热而有败精瘀阻于内，引起汗液分泌异常所致。

证候特点：病人常有手淫、梦遗滑精、房事过度等病史，或有阳亢易举，忍精不放等病史。汗出量多少不等，在汗出同时常可伴有煤烟味，食物烧过头之焦燥煳味，症状轻时仅自己觉知，勤洗、勤换衣衫后可暂时消失，隔日即可复现；严重者气味较重，可刺激周围的人打喷嚏、流涕。焦味汗证的发作呈间歇性，短的数天即消除，长的可持续几周甚至两、三个月。焦味汗证的产生与加重，每与遗精、房事过度有直接联系。病人以致对遗精、房事产生恐惧。病人常可伴见烦躁易怒，口干口臭，膝内侧夜间汗多，脉滑舌边尖红等症状。

治则：清肺肝，通瘀浊。

方药：

（1）柴胡胜湿汤：方见"阴汗"节。

（2）滋水清肝饮（《医学己任篇》）：熟地黄15克　山药15克　山茱萸12克　牡丹皮12克　茯苓12克　泽泻10克　柴胡6克　白芍药10克　栀子12克　酸枣仁12克　当归10克，水煎服。

（3）虎杖散（《证治准绳》）：虎杖15～30克、麝香（用冰片1～2克冲服代）水煎服。

治疗体会：

（1）焦味汗证临证所见不多，询问病情均有遗泄、房事过度或频繁手淫史，证作常与遗精、排精有一定联系。焦味汗证的发生与狐臭之气味久久不散不同，常有间歇发作的特点；病人及周围人在此证发作时，均可明显嗅及焦糊燥味，并非病人的幻嗅。此证的气味范围大小不一，但难以指明究竟是哪一局部为重，所以无法应用针对性的局部外用药。

（2）柴胡胜湿汤、龙胆泻肝汤加辛夷10克、象贝母10克、元参12～15克等对清肺肝实热有效，对焦味汗的复发似有一定控制作用，平时证情平稳时可用滋水清肝饮调补肺、肝、肾之阴，解肝郁，清郁热，以巩固疗效。

（3）遗精、房事过频，或常兼有少腹、会阴部坠痛，遗泄后茎中不适，尿后时流黏液者，可先用虎杖散法攻逐瘀阻败精，再行调理。药可选用虎杖15～30克、土牛膝15～30克、桃仁10克、山甲10克、血余炭10克、五灵脂10克、琥珀面3克（吞服）、冰片（1～3克兑冲，以代麝香）等，再用滋水清肝饮等调理。因病例较少，缺乏系统观察，只能据实记录，仅供参考。

第七章　重危病证的汗出异常

在许多重危病证的过程中，常可兼有汗出异常。其中，证情最为严重，对人体生命的存亡转归有重大关系的汗出异常为战汗和脱汗。

一、战汗

战汗是在外感热病过程中的特殊汗出异常病证。

源流病机：战汗的名称最早见于元代医学家危亦林所撰《世医得效方》卷二。多因邪盛正虚，正邪相争而汗出异常。

证候特点：战汗的特征是在外感热病持续高热不退之后，先寒战而后突然汗出。突然寒战之时，常先有疲乏无力，面红心烦，拥被紧卧，随之咬牙战栗，床架震摇，烦躁不安而脉细数较前有神。振战止而热复起，周身闷懑不堪，霎时大汗淋漓。若汗出热退，脉静身凉，神清气爽，为正胜邪却（少数可过数日后又复战汗，数战而邪越衰，正渐复而病痊愈）。若正不胜邪，汗出肢冷，脉现躁动，烦躁不宁有虚脱倾向，当防"脱汗"，证治请参见"脱汗"节。

治则：

（1）密切观察，切不可扰动病人，可给其多加用衣被覆盖取暖。

(2) 将战之时，可令多饮米汤或糖水、开水，以使汗源充足。若战而四肢厥冷不得汗出者，可用吉林白参10～15克、生姜10克煎服。

(3) 汗出后正气虚弱，可用生晒参10～15克、麦冬15～30克水煎服。

治疗体会：

战汗是邪盛正虚之际，正邪交争的特殊表现形式，乃机体调动一切抗病力量与邪激烈交争的表现。若邪随战汗而解（或一汗而解，或再汗、三汗而解），疾病可迅速痊愈。若正不胜邪，战栗而不汗出，或汗出后神情更为烦躁、脉益躁急、或四肢厥冷，或汗出如油，均属汗出而正亦随之虚脱之征，当按"脱汗"论治。

验案举例：

徐××，年二十六岁。冬温战汗。冬旱气温，劳苦受之即发。

身热不解十余日，头眩夜烦，便实溺黄，咳嗽少痰，大汗淋漓，形色若有脱象。

早诊苔黄中绛，脉滑数，系冬温自口鼻入肺，不得外解，则里急而顺传于胃也。肺为娇脏，胃为阳土，宜清宜降，谁知药服便行（按：大便通利），忽然发战，大汗如雨，似有急不可缓之险象。病家疑余误汗致脱，即邀复诊，其脉似和，右部不静，此邪久羁气分，得清解之力，大便之后，邪与正争，以作战汗，非阴阳离决之战汗。一战不清,恐至再战。今正气未至大虚,邪气未得清楚,吴氏鞠通所谓但当听其自然,勿事骚扰可耳。

方取桑叶、杏仁、连翘、栀皮、薄荷以清肺,枳壳、栝蒌皮以降胃,贝母、茯苓、薏苡、甘草以清肺胃热化之痰,又加枇杷叶清降之品为佐使。次日又诊,汗后热不清,咳有黏痰,即以参叶养阴为主,茯苓、甘草、薏苡以和胃气,贝母、栝蒌皮以去未清之痰,少佐连翘、栀皮、丹皮、荷叶络以清气分之余热,仍守先贤战汗后身复温,亦不可骤用补药,恐余邪未净复炽之训。

冬桑叶3克　青连翘6克　光杏仁6克　山栀皮5克　生枳壳5克　薄荷3克　象贝母9克　栝蒌皮9克　云茯苓9克　薏苡仁9克　生甘草2.4克　枇杷叶2张(去毛)。

参叶6克　云茯苓9克　粉甘草1.5克　生薏苡9克　栝蒌皮5克　川贝母3克　连翘3克　山栀皮3克　粉丹皮3克　荷叶络6克。

翌日汗止热减咳缓,食粥碗许,复一二诊,热净咳已而痊。(《全国名医验案类编·冬温战汗案》)

二、脱汗

脱汗又名绝汗,是阴阳离决,生命垂危时特殊的汗出异常病证。

源流病机：脱汗的名称，可见于清代医学家何梦瑶所撰《医碥·汗》，《内经》直接称作为"绝汗"。脱汗是阴阳离决的重要征候之一。《灵枢·经脉》明确指出："六阳气绝，则阴与阳相离，离则腠理发泄，绝汗乃出"。因此，脱汗是正气将绝，阴阳离决，津血将脱，汗液暴绝的特殊表现。

证候特点：在外感热病或染病过程中，当正气衰微，阴阳离决，病情垂危之际，见有四肢厥冷、神志不清、气息低微、面红如妆、脉微欲绝诸证，并伴汗出淋漓不止，或汗出如油而黏者即为本证。

治则：急救固脱

方药：

(1) 四逆加参汤：人参（一般用吉林白参或吉林红参10～15克，或用党参30克） 附子10～15克（先煎半小时） 干姜10克 炙甘草10克 水煎服。

(2) 既济汤（《医学衷中参西录》）：大熟地30克 净萸肉30克 生山药18克 生龙骨18克 生牡蛎18克 茯苓10克 生杭芍10克 乌附子3克 水煎服。

(3) 来复汤（《医学衷中参西录》）：净萸肉60克 生龙骨30克 生牡蛎30克 生杭芍18克 野台参12克 蜜炙甘草6克 水煎服。

治疗体会：

(1) 脱汗系病情垂危，阴阳离决而又未全脱之际的汗出异常，治疗稍有差错，就可能造成严重后果。在现代医学称为休克的中期、晚期，均可见有脱汗见证。

(2) 脱汗不论其发生在外感热病的初期、中期或晚期，也不论其发生在何种疾病的何种阶段，治疗中都必须坚持扶正固脱的原则，强调"阳气首当急固"，要回阳、救阳、益气、固脱。在常用主方四逆加参汤中，可加入龙骨30克、牡蛎30克等敛汗、固脱之品。

(3) 近代名医张锡纯在《医学衷中参西录》一书中，列举既济汤及来复汤二方，专以救治脱证为主，效果较好。书载："既济汤治大病后阴阳不相维系。阳欲上脱，或喘逆，或自汗，或目睛上窜，或心中摇摇如悬旌；阴欲下脱，或失精，或小便不禁，或大便滑泻。一切阴阳两虚，上热下凉之证。""来复汤治寒温外感诸证，大病瘥后不能自复，寒热往来，虚汗淋漓；或但热不寒，汗出而热解，须臾又热又汗，目睛上窜，势危欲脱；或喘逆，或怔忡，或气虚不足以息，诸证若见一端，即宜急服。"

既济汤、来复汤两方中，最为突出的用药是萸肉，不仅用量为30～60克，而张氏验案中又有不少单用萸肉救治脱汗迅速获效者，当引起足够的重视。笔者运用张氏经验，也获显效，深为信服。

张氏认为："山萸肉味酸性温，大能收敛元气，振作精神，固涩滑脱……且敛正气而不敛邪气"。"……则萸肉救脱之功，较参、术、芪不更胜哉？盖萸肉之性，不独补肝也。凡人身之阴阳气血将散者，皆能敛之，故救脱之药，当以萸肉为第一。"

来复汤又可治疗严重自汗、盗汗、产后及手术后汗出异常的"虚汗淋漓"者，或用多种常规方药治疗无效，而脉、舌、证无明显实象的全身性汗出异常者，也有显效。

（3）历代文献中列有汗出不治证，如"汗出而喘甚者，不治；汗出而脉脱者，不治；汗出而身痛甚者，不治；汗出发润至颠者，不治；汗出如油者，不治；汗出如珠者，不治；汗出如胶，胶粘如珠之凝及淋漓如雨，揩拭不逮者，皆不可治。"所谓"不治"，并不是放弃治疗的意思，而是要引起医者和病人的高度警惕，采取积极有效的措施加以抢救。

验案举例：

（1）沈××，男，40岁，1973年外院会诊。

初诊：7月2日。因心脏多种病变，拟行手术。偶有不慎，因而起病。半月来，寒热日起，每于午时（中午11时至下午1时）则热作，亥子之时（夜9时至凌晨1时）则热势最盛（39～40℃），近寅之时（清晨3～5时）则热骤除。热发则虚汗淋漓，偶亦有但热不汗时。胸部摄片提示右下肺炎严重。屡经救治，热不能止。详询得：热盛之时无所苦，热汗交作则疲惫。刻下，热虽未起，气息低微，目睛露白，频汗如雨，肢冷蜷卧，脉乍现乍隐，流而滞顿。舌色无华已少神气，舌上及舌两旁有大小溃疡数处，甚则皮脱如干荔肉之色。脉证合参，根本虚极之状毕现。书所谓"肝者罢极之本"，寒热之作，元气将脱。急拟扶正固脱法。

处方：野台人参3克（另兑冲） 大麦冬15克 五味子5克 净萸肉18克 生龙骨30克 生牡蛎30克 淡附子1.2克，二剂，水煎服。

二诊：7月5日。寒热平伏。汗出显减。神情振，对答清。唯药后呃逆连声，夜则尤甚。咽中时时梗痛，进食却又无碍。切脉沉细弱而不调。舌色较前有神，舌上溃疡业已见敛。以证合脉共议，此呃非实，咽痛是虚。仍守前意，补肾以纳冲，益阳以敛火。

处方：红参6克 麦冬15克 五味子5克 净萸肉18克 熟地15克 山药12克 肉桂2.4克 芡实15克 生龙骨30克 生牡蛎30克。（《老中医临床经验选编·刘鹤一医案》）

（2）黄××，男，48岁。住院号：74/4789。

初诊：1974年2月20日。昨日夜餐后发作左胸疼痛，遂来急诊。心电图提示：急性前间壁心肌梗死，收入病房。今日复查心电图：前间壁心肌梗死向前壁发展。患者胸闷痛彻背，咳嗽气急，汗出，四肢欠温，血压100/60毫米汞柱，苔薄，脉沉细。胸痹为患，心气极虚，胸阳不宣，血行失畅，颇有正气暴脱之虞，急拟养心固脱法参以活血之品。

处方：红参9克（另煎冲） 麦冬9克 五味子3克 炙甘草6克 黄精30克 山萸肉15克 煅龙骨30克（先煎）红花6克 桃仁9克 当归9克 一剂，水煎服。

二诊：1974年2月21日。药后四肢已温，胸闷痛见减，惟气急未平，自汗盗汗尚多，知饥欲食，血压120/80毫米汞柱，脉迟细，苔薄腻。心脏亏损，阳虚卫外失固，仍应养心活血，温阳敛汗。

处方：党参60克 炙黄芪15克 麦冬9克 五味子3克 熟附片6克（先煎） 黄精30克 炙甘草6克 炒枣仁9克 桃仁9克 当归12克 红花6克 煅龙骨30克（先煎） 煅牡蛎30克（先煎）。

另：红参9克隔水蒸服四天

三诊：1974年3月1日。上方稍加减服八剂，胸中绞痛未作，时有左胸隐痛、发时短暂，胸闷，偶有心悸，头晕，口干，微汗，食欲尚佳，脉细，苔薄。凡胸痹为患，本虚而标实，药后正气渐复，当宜标本同治。

处方：党参15克 炙甘草9克 熟附片6克（先煎）炙甘草9克 当归12克 赤芍9克 桃仁12克 广郁金9克 麦冬9克 炒枣仁9克 淮小麦30克。

后以上方加减出入，直至出院。(《张伯臾医案》)

按：此案为心气极虚，血行失畅之脱汗症，有正气暴脱的危险，经用生脉散、参附汤合龙骨牡蛎固涩、山萸肉及黄精益心肾、当归桃仁红花等活血，补中寓通，遂得化险为夷。此案仅住院初期用过地塞米松一天共20毫克，其余均由中药调治，住院56天，症状消失，心电图复查为心肌梗死恢复期而出院休养。

小 结

战汗与脱汗均为重危病证时的汗出异常。战汗发生于外感热病过程中，先战栗而后汗出。汗出后的脉、证变化，对战汗的结果，有重要的参考价值，应当密切观察。

脱汗的病情最为危急，见证、脉象均提示正气垂危、阴阳气血即将离决流散，治疗中要重在回阳，重在固脱。用药要十分重视大剂量山萸肉的应用，注意人参、附子、龙骨、牡蛎等益气、回阳、固脱药物的配合。用药中要精审、要果断，"以小心行大胆"，并可配合针刺、艾灸等各种疗法，综合救治。

[附一] 治疗汗出异常的常用中药

历代医家在长期的临证治疗过程中，对部分药物调整汗液分泌的作用有较为深刻的体会，如张景岳在《景岳全书·汗证》中就明确指出:"收汗止汗之剂,如麻黄根、浮小麦、乌梅、北五味、小黑豆、龙骨、牡蛎之属,皆可随宜择用。"

临床常用的药物中,以桑叶、白薇、瘪桃干、浮小麦、糯稻根、麻黄根、龙骨、牡蛎、乌梅、五味子、山萸肉等十一味药,对汗出异常的治疗有较强的针对性,在治疗时可随寒热虚实的不同,酌情选用。

其中,浮小麦、瘪桃干、糯稻根、麻黄根作用单纯,具有明显的敛汗、收汗作用,常作为汗出异常的专药。糯稻根近年来的功用又扩大至退虚热,并用来治丝虫病、传染性肝炎。麻黄根除内服外,并可研粉外扑止汗,应用范围较广。近年来,有的医家用麻黄根代麻黄以宣肺平喘、止咳,治疗虚人汗多,感冒风邪而致咳喘者,多有效。

桑叶、白薇均有清热、清肝、凉血、敛汗的功效,用治自汗、盗汗均有效验。此二药同时均有止汗、退虚热的功效,值得进一步探讨。

乌梅、北五味、山萸肉均以酸味见长,酸收酸敛,不仅可止汗敛汗,并可涩精、止带。龙骨、牡蛎对汗出异常的治疗,重在收涩止汗,并有镇静安神之功。

由于中药的药效是多方面的,特此列表于后以作参考。

附表 治疗出汗异常常用药物表

药名	性味	归经	功效	主治	兼治
浮小麦	甘凉	心	止汗	止虚汗盗汗	劳热骨蒸
瘪桃干	苦微温	心	敛汗止血	阴虚盗汗	咯血
糯稻根	甘平	心	止汗	虚汗盗汗	虚热，丝虫病，传染性肝炎
麻黄根	甘平	肺	止汗	自汗盗汗	虚人喘咳
桑叶	苦甘寒	肺、肝	疏风散热，清肝明目，凉血止汗	外感风热，目赤肿痛，自汗盗汗	各种血症
白薇	苦咸寒	肝、胃	清热凉血	实热虚热，自汗盗汗	热淋遗尿，遗精带下
乌梅	酸平	肝、脾、肺、大肠	敛肺、涩肠、生津、安蛔	久咳不止，久泻久痢，虚热口渴，蛔厥腹痛，虚汗，遗精，带下	外擦治牙关紧闭，外敷平胬肉、恶疮
北五味	酸温	肺、肾	敛肺滋肾，生津敛汗，涩精止泻	久嗽虚喘，津少口渴，体虚多汗，精滑带多，溲频久泻	失眠，心悸，肝炎
山萸肉	酸涩微温	肝、肾	补益肝肾，涩精，止汗	肝肾不足之眩晕、腰痠，遗精遗尿，带下崩漏，虚汗不止	急救固脱
龙骨	甘涩平	心、肝、肾	重镇安神，平肝潜阳，收敛固涩	失眠，惊痫，癫狂，虚阳上越之眩晕，遗泄，崩漏，带下，久泻，虚汗	脱肛，疮口久不收口，湿疹

续表

药名	性味	归经	功效	主治	兼治
牡蛎	咸涩微寒	肝、胆、肾	安神，平肝，收涩，软坚	心悸，失眠，遗精，崩带，虚汗，久泻，瘰疬，瘿瘤	胃酸过多，胃痛胁痛

[附二]治疗汗出异常的常用中成药

汗出异常的病证或"来如山倒，去如抽丝"，或"病来也渐，病去益缓"，治疗往往需要一定的时间。不问病情之轻重缓急，不问病程的短暂久长，企求数药而速愈者，往往难以如愿。

限于药物的供应及病人家庭条件，服用中成药具有很大优越性。经临证实践，摸索出部分中成药对汗出异常病证的治疗有效，只要辨证确凿，效果不比煎药差。兹作简单介绍如下。

凡自汗、盗汗、心汗寒热征象不显著者，均可服用桑麻丸及玉屏风丸。桑麻丸治疗汗出异常系受食疗桑叶煮粥方的启示，用后即可散热疏风，凉血敛汗，又可滋养肝肾补血益阴，真可谓药简效宏。玉屏风丸原有益气、固表、止汗的功效。桑麻丸与玉屏风丸同用气血双调，益气养血，效果满意。

补中益气丸专为气虚所致自汗、盗汗者设，若阴血不足可合养阴血的中成药同用。证轻者，可合桑麻丸，证重者可合八仙长寿丸（即麦味地黄丸）。阳虚者可用黄芪或党参10克、淡附子5～10克煎水代茶送服补中益气丸。

八仙长寿丸（麦味地黄丸）用来治疗阴血不足的自汗、盗汗、产后或手术后汗、汗出异常日久而经治不愈属肝肾不足者。若属虚劳汗出异常者，可与归脾丸、玉屏风丸合用，肺、脾、肾同治，久服自可获效。

龙胆泻肝丸治有实热或虚实错杂而热象较显著的汗出异常，如常见的自汗、盗汗、头汗、阴汗、手足汗等。若大便秘结者可用清宁丸（《秘制大黄清宁丸方》：大黄、绿豆、车前草、白术、半夏、香附、黑豆、厚朴、桑叶、麦芽、橘皮、侧柏叶、桃树枝、牛乳）。清宁丸每次服3～5克，一日服一或二次。

三妙丸主治阴部汗出异常，偶或用治手足汗出异常。

天王补心丹、归脾丸以治疗胸前汗出异常的心汗为主，又可用治一般心肝阴血不足，虚热内扰所致的自汗、盗汗、产后及术后汗出异常。凡气血不足，心肝阴伤所致汗出异常者均可用此两种丸药调治。若阴血不足、虚热重者，可加重天王补心丹用量，减少归脾丸用量；若心脾两亏，气虚显著者，当减少天王补心丹用量，而加重归脾丸用量。若治虚劳汗出异常证情较重者，应与麦味地黄丸同用。

因中成药的主治范围较广，除治汗出异常外，并可治疗多种病证，特简单归纳于后。

1. 桑麻丸

组成：桑叶、黑芝麻。

功效：补益肝肾、祛风明目、养血敛汗。

主治：自汗、盗汗、心汗。肝肾不足之眼目昏花、迎风流泪。津少便秘。

服法：每日服二次，每次5～10克。

2. 玉屏风丸

组成：黄芪、白术、防风。

功效：益气健脾，固表止汗。

主治：表虚自汗、盗汗。虚人感冒。脾虚泄泻。

服法：每日二次，每次服5～10克。

3. 补中益气丸

组成：黄芪、党参、白术、炙甘草、当归、陈皮、升麻、柴胡。

功效：益气升阳、调补脾胃。

主治：气虚、阳虚所致的自汗、盗汗。见身热有汗，渴喜热饮，头痛恶寒，少气懒言，脉虚大。或虚人感冒。气虚下陷所致脱肛、子宫下垂、久疟久痢，及一切清阳下陷诸证。乳糜尿，溃疡病、放射性直肠炎、产后尿潴留、重症肌无力等。

服法：每日服二至三次，每次服5～10克。

4. 麦味地黄丸

组成：熟地、山萸肉、山药、茯苓、丹皮、泽泻、麦冬、五味子。

功效：滋阴养血、敛肺纳肾。

主治：虚劳所致自汗及盗汗、产后及手术后虚汗、顽固性汗出异常。肺肾阴虚所致的喘咳失血，潮热颧红等。高血压病、慢性肾炎、糖尿病、中心性视网膜炎。失眠、多梦等神经衰弱症及心律不齐。

服法：清晨用淡盐汤或开水送服10克，或每日服二次，每次服5～10克。

5.龙胆泻肝丸

组成：酒炒龙胆草、炒黄芩、酒炒栀子、泽泻、木通、车前子、酒洗当归、柴胡、生地、生甘草。

功效：泻肝胆实火，清下焦湿热。

主治：自汗、盗汗、头汗、阴汗、手足汗属有实热者。肝胆实火引起的胁痛、口苦、目赤、耳聋、耳肿、阴肿，以及肝胆湿热下注，小便热赤淋痛。妇女湿热阴痒、带下，睾丸炎、囊痈及三叉神经痛、带状疱疹等。

服法：每日服二至三次，每次服5～10克。

6.三妙丸

组成：苍术、黄柏、牛膝。

功效：清热化湿。

主治：阴汗、阴部湿痒、手足汗。两脚麻木，或足如火烙之热。慢性膀胱炎、多发性麦粒肿、复发性口疮。

服法：每日服二至三次，每次服5～10克。

7.天王补心丹

组成：人参、玄参、丹参、茯苓、五味子、远志、桔梗、当归、天冬、麦冬、柏子仁、酸枣仁、生地、辰砂。

功效：滋阴清热，补心安神。

主治：血虚阴亏所致的自汗、盗汗、产后及术后汗、心汗、虚劳汗出异常等。心肾不足，阴亏血少所致虚烦、心悸、夜寐不安、神疲健忘、遗精滑泄等。神经衰弱，心脏病所致心悸、心律不齐，眩晕，复发性口疮，狂症等。

服法：每晚睡前一小时服10克，或每日早晚各服5～10克。

8.归脾丸

组成：龙眼肉、黄芪、党参、白术、茯苓、酸枣仁、当归、远志、甘草、木香。

功效：益气养血、健脾养心。

主治：气虚、血亏及心脾两亏所致的自汗、盗汗、心汗、产后汗等。心脾两亏所致的心悸、失眠、少食、健忘，妇女月经不调及崩中漏下等。

第八章　其他自我疗法

一、针刺疗法

经络是人体气血的通路，纵横交错，遍布全身。其中，大的纵行的一些主干，好像纺织品中的经线，叫作"经脉"；小的横行的许多分支，像网络一样互相联系，叫做"络脉"。经络系统本身包括十二经脉、奇经八脉、十二经别、十五络脉及细小的络脉（一般可称之为"孙络"，浮现于体表的叫"浮络"，充血的叫"血络"）等。经络在内部联系五脏、六腑，在外部联系筋肉、皮肤、五官七窍、四肢百骸，使人体构成了有机的整体。在正常的生理情况下，经络能运行气血和协调阴阳，在疾病情况下则出现气血不和及阴阳偏胜的变化。在脏腑—经络学说理论的指导下，运用针刺、艾灸等方法可以"调气"、"治神"，使偏盛、偏衰的阴阳得以调整，气血的平衡得以恢复，从而达到"阴平阳秘"，汗出异常得治的目的。

（一）体针疗法

历代针灸文献中，对针刺治疗汗出异常有效穴位的介绍不多。现对文献所介绍的治疗汗证的有效穴，进行粗浅归纳、分析，以指导本病的治疗。

金、元时期著名针灸学家窦汉卿在《标幽赋》说：

出汗异常——虚损

"泻阴郄止盗汗，治小儿骨蒸"。阴郄是手少阴心经的郄穴，凡属郄穴一般都可用于治疗急性病。用阴郄穴来治疗盗汗，是因为心藏神，汗为心之液，盗汗病证原因虽多，但多为阴虚血亏、阴虚火旺所致，泻阴郄可以清热宁心而止盗汗。

元代针灸学家王国瑞编撰的《扁鹊神应针灸玉龙经·玉龙赋》指出有邪而腠理疏松不固，汗液分泌失常时，可针刺手阳明大肠经的原穴合谷，并用补的手法以达到祛风止汗的目的。由于手阳明大肠经与手太阴肺经是表里关系，针刺合谷，不但可通达大肠与肺的表里二经，以主治肺脏的病变，还有解表清热，固表止汗的效果。体虚汗出异常可针百劳穴。百劳穴，即督脉经大椎穴的别名，是人身七条阳经（手太阳小肠经、手阳明大肠经、手少阳三焦经、足太阳膀胱经、足阳明胃经、足少阳胆经和督脉经）的交会穴，是治疗诸虚劳损及诸经实热、胸中大热的著名穴位。因此，选用大椎穴既可补气、温阳、固表，又可清热、泻火、保阴，在汗出异常病证的治疗中，具有特殊作用。

明代针灸学家高武在所撰的《针灸聚英·肘后歌》中说："狂言盗汗如见鬼，惺惺间使便下针"。间使穴是手厥阴心包络经的穴位，对阴虚火旺、心火炎盛致汗出异常者，针之有清心泻火、宁志安神而敛汗之功。

高武所编著的《百症赋》中，也强调指出"阴郄、后溪，治盗汗之多出"。阴郄是手少阴心经的郄穴，后溪是手太阳小肠经的穴位，心与小肠是表里关系，因此取此二穴表里同治，可加强清心宁神，补血养心的功效。后溪穴的经气又与督脉经相通，针刺后溪又有利于调整阳经经气的不平衡，有助于益气固表作用的发挥。

《肘后歌》中对复溜穴治汗出异常有效，作了肯定，还对涌泉穴在治脱汗中的作用，作了介绍。针刺足少阴肾经的涌泉穴，有助于扶正益肾，疏通膀胱经气。涌泉穴是重危病症的急救要穴，针刺涌泉可治疗心神不安、心火亢盛、阴虚火旺的自汗、盗汗，以及重危病症的脱汗。

从《针灸歌赋》所介绍的部分有效穴位可见：属于颈部的穴位为百劳——（大椎）穴，是督脉经与手三阳经、足三阳经的交会穴；属于上肢部的有效穴四个。其中合谷穴位于手背部，系手阳明大肠经的原穴，与手太阴肺经的经气直接交接；后溪穴，是手太阳小肠经的俞穴，八脉交会穴之一，又与督脉经气相通；阴郄穴位于前臂内侧，是手少阴心经的郄穴；间使穴是手厥阴心包穴的经穴。属于下肢的穴位仅有二个，一为足少阴肾经的井穴涌泉，一为足少阴肾经的经穴复溜。

针刺治疗汗出异常的有效穴位，或直接为心经、心包经及肾经的常用主要穴位；或是与肺经、与各条阳经有直接联系的大肠经、督脉经气相通或交接的穴位。因此，通过对这些有效穴位的刺激，可达到清心、宁神、泻热、和阴阳而止汗的目的。

1.体针穴位配伍

主穴：阴郄、后溪、大椎。

配穴：间使、神门、肺俞、关元、足三里、十宣。

取穴及针法：

阴郄穴位于前臂内侧，掌后尺侧横纹肌之上0.5分处（图1）。针刺可直刺0.5寸，用捻转或提插手法；后溪穴位于手掌与手背交界的外展小指肌外缘，轻握拳时，正当第五指掌关节后外侧，横纹尽头（图2）。针刺时，应握拳，用针从外侧沿掌骨前向内刺入，深0.5~1寸，用捻转手法；大椎穴位于第七颈椎与第一胸椎棘突间正中处（图3）。针刺以直刺为主，针尖可微斜向上，深1寸左右即可。针治汗出异常时，不宜针刺过深，也不宜刺激手法过重，以免损伤静脉丛及神经，针刺时若病员有肢体麻电感时，应立即退针，切勿再作提插捻转。

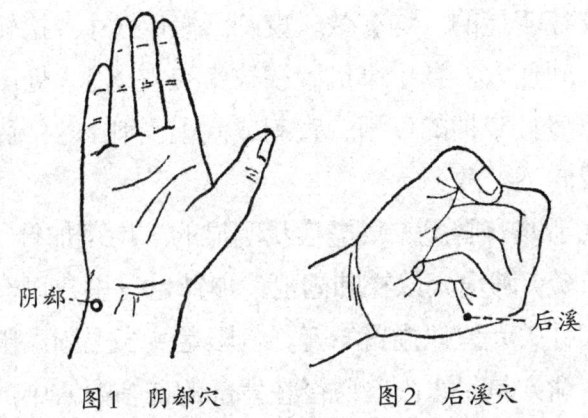

图1 阴郄穴　　图2 后溪穴

加减法：凡内热盛，针刺大椎拔针后，可加用拔火罐，以进一步泄热。若体质虚寒，可在大椎穴用艾条熏灸，至穴位皮肤发红为止，以温阳固表。

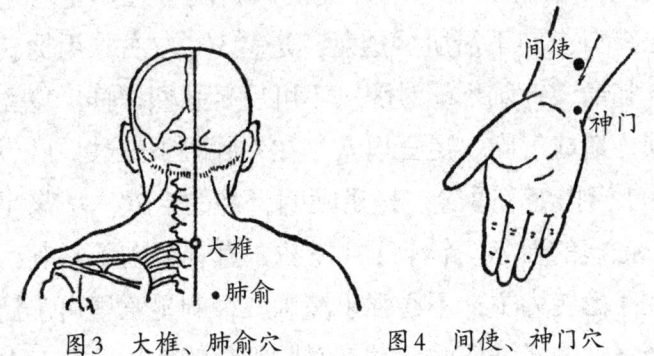

图3 大椎、肺俞穴　　图4 间使、神门穴

凡心烦，心神不宁较显著者，可加针间使穴或神门穴（图4），以加强镇心、宁心、安神的功效。神门穴，在腕第二横纹尺侧端凹陷处，此穴为治心经病证的要穴，有开郁、宁神、安神的疗效，用治汗出异常而有心

神不安症明显的，均有效。直刺，深0.5寸，捻转手法即可。间使穴，在手掌侧腕横纹中点直上3寸处，有清心、化痰、宁神的作用。直刺或向上斜刺1寸，局部感酸胀或向下扩散。

凡因兼有脾虚、气虚症状明显的，均可加针（或加用艾条灸）肺俞穴以补肺固卫、加针足三里穴以健脾益气、加针关元穴以温肾培元。气阳足，表卫固，则汗可敛。肺俞穴是足太阳膀胱经在背部的许多俞穴中，与肺脏有直接联系的重要穴位，位于第三胸椎棘突旁开1.5寸处（图3），加针肺俞，有助于肺气的正常宣肃，并有益气、退热的作用，有助于汗液分泌复常。肺俞针刺可直刺，深0.5～1寸，针尖应微斜向脊柱。也可用横刺法，自上向下沿肌层透刺，进针1寸左右，用捻转手法。肺俞穴针刺不能过深，不可反复强烈提插，以免刺伤肺，造成气胸。足三里穴，在外膝眼下三寸，胫骨外侧约1横指处（图5），是足阳明胃经的合穴，历来是健身、祛痰的要穴。针刺1寸左右，直刺或向下斜刺，轻刺激，捻转为主，不必强求深刺。针刺足三里可广泛治疗全身性的多种疾病，尤其对脘腹部的疾患，凡有关肠胃失调，运化失职，以及上、中、下三焦的虚实寒热病变，均可选配。在汗出异常病证的治疗中，加用足三里有益气健脾、温阳化痰、燥湿定喘、解热止血等功效，有助于不同类型汗出异常病证的治疗。

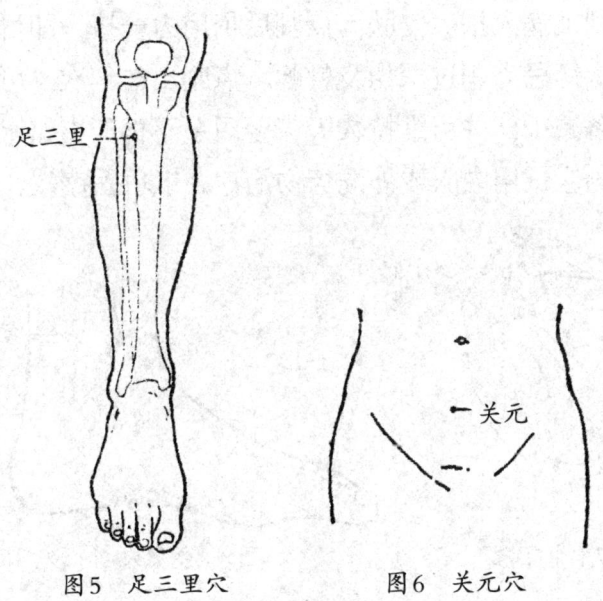

图5 足三里穴　　图6 关元穴

关元穴位于腹前正中线脐下3寸处（图6），是任脉经的重要穴位。刺关元穴，宜直刺，捻转为主，留针，深1寸即可。体质虚寒者，可用艾条悬熏至穴周皮肤发红为止，有培肾固本，调气回阳，协调诸阴经阴阳失调的功效。对于各种虚证汗出异常及汗证经久不愈，肝肾阴亏所致的汗证、脱汗等，均有治疗作用。

凡手汗甚，经内服或药物外洗均无效时，可用三棱针点刺十宣穴出血一、二滴，以使汗液分泌复常。十宣穴位于两手指尖端，距指甲0.1寸处（图7）。点刺时医者宜捏紧患者第一指关节，使病人指头处明显充血，然后手持三棱针，一边与病人说话以分散其注意力，一边迅速刺破病人指尖皮肤，点刺后稍用力一挤，即可见血滴出。切忌点刺过深伤及骨膜。点刺出血一次，可使手汗显著减少，并可维持数天甚至周余不再汗出如水。点刺后仍应试用内服或外洗药物治疗，以巩固疗效。

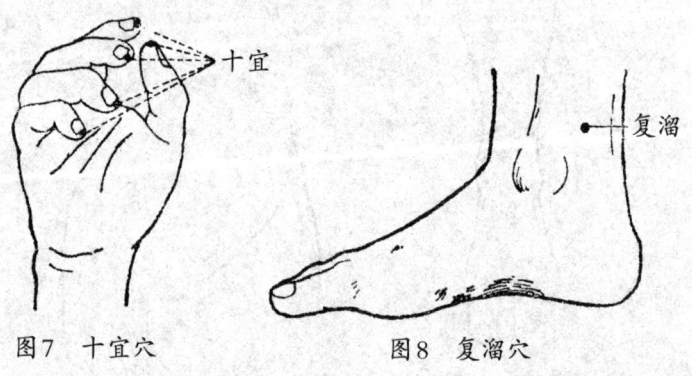

图7 十宣穴　　　　图8 复溜穴

2.治疗体会

（1）凡汗出异常经内服、外治等多种疗法治疗已久，仍无显效者，可加用针刺。所用毫针以1寸的为主，手法也以轻刺激为主。凡治汗出异常的有效穴，如背部的肺俞穴，宜按"背薄如纸"的教导，不宜深刺，不宜反复捣刺，以免损伤肺脏；如手部的神门、阴郄、间使及足部的复溜（图8）、小腿部的足三里、腹部的关元，只要取穴准确，1寸毫针自可获得针感，不必强求长针，以免造成组织、血管的过度损伤；以免加重病员对针刺的畏惧心理。

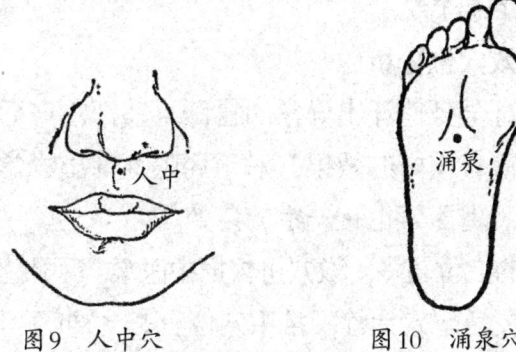

图9 人中穴　　　图10 涌泉穴

（2）涌泉穴及人中穴（一名水沟，为手阳明大肠经、足阳明胃经与督脉经交会穴，针刺有开窍、清热、醒脑、利腰脊之功效）历来是重危病证急救的针刺要穴。人中穴在人中沟上1/3与下2/3的交界处（图9）。针刺时，应用横刺法，由下向上刺入0.5～1寸，手法以捻转为主。涌泉穴在足掌心1/3与后2/3交界处（图10）。针刺用直刺法，深0.5～1寸，手法可捻转或提插均可。笔者以1寸毫针刺人中及涌泉穴，每十分钟轻捻转一次，也可用电针持续刺激（刺激量宜小），以治疗脱汗。针刺时，病人的神志虽未必立见清醒，但"气息低微、脉细如丝、汗出如油"等重危脱汗症状，可有不同程度减轻。病人呼吸加强，呼吸节律渐趋规则，脉可稍起，汗可稍敛，为进一步采取抢救措施，创造了条件。

（二）耳针疗法

1.有效穴位分析

耳针对全身性汗出异常如自汗、盗汗、产后或手术后汗出异常有较好的效果，对于局限性汗出异常如手足汗、心汗、阴汗等也有一定的疗效。

耳针的穴位较多，取穴可根据中医学、现代医学的不同理论，灵活配穴治疗，常用穴位有心、神门、肺、肾、交感、内分泌、肾上腺、枕、三焦、指、趾等（图11）。

上述有效穴位，可归为三类：

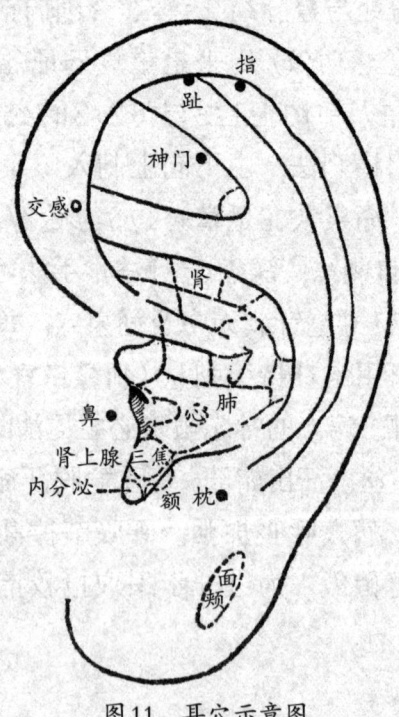

图11　耳穴示意图

(1) 按中医学理论取穴，汗出异常与心、神门、肺、肾、三焦的关系最为密切。

心穴位于耳甲腔中心最凹陷处，常显现明显反光点。由于"心主神明"、"心主血脉"、"汗为心液"，针刺心穴可起到强心、宁心、清心、健脑的明显效果。凡治汗出异常，心穴均为首选。心穴、肾穴、神门穴、交感穴配伍，对心汗的治疗，尤为满意。

神门穴位于耳部三角窝近对耳轮上脚的1/2~1/3处。针刺神门有较显著调节大脑皮层兴奋与抑制的作用，镇静宁神、止痛的效果也较好。在汗出异常病证的治疗中，有助心神宁定，有助于清热敛汗，有助于情绪稳定、夜寐安恬，常作为主要配穴。

肺穴位于耳甲腔心穴的上下方及其周围。由于"肺主皮毛"、"司呼吸"、"为水之上源"，针刺肺穴有助于益气固表，有助于补虚清热，有助于利尿、通便。因此，在汗出异常病证的治疗中，常起固表止汗、益卫止汗、利尿止汗的作用。在治疗自汗、盗汗经久不愈、汗多而明显尿少的病证时，常作为主要配穴或首选穴。

肾穴位于耳甲艇对耳轮下脚下方。由于"肾气通于脑"、"肾为先天之本"、"肾主二便"、"肾与膀胱相为表里"，针刺肾穴有益肾补阳，强腰脊，通利水道等多方面作用。对自汗、盗汗、产后及手术后汗出异常属肝肾不足、肝肾阴亏火旺、体质虚弱者，均有扶正固表、调阴补阳，敛汗养阴的良效。对于汗出异常经服用养阴清热、益气固表、调补阴阳等法治疗无效者，针刺肾穴可有助二便通畅，热清汗敛。

三焦穴位于耳甲腔气管穴下方，三焦穴的功能较广泛，可用来治疗五脏六腑的疾患，如治疗循环系统、生殖系统、消化系统的多种疾患。由于三焦是水液的通路，其主要功能是参与津液的气化与水道的疏通。上焦实际是肺脏宣发卫气、布散津液的功能；中焦实际是运化水谷精微的功能，为气血生化之源；下焦实际上是小肠主液、大肠主津、肾与膀胱调节水液、排泄尿液的气化功能的合称。针刺三焦穴有助于调节肺气以固表、调节脾气以益气养血、调节肾气以利尿、敛汗。常作为重要配穴。

(2) 按现代医学理论取穴，汗出异常可选用交感、内分泌、肾上腺、枕等穴。

交感穴位于对耳轮下脚的末端，对于植物神经（交感神经及副交感神经）紊乱所引起的各种疾病，有治疗作用。对急性内脏器官疼痛有明显的镇痛和解痉作用，有助于痛性汗出异常的迅速好转。针刺交感穴有助于改善血液循环、调节心律、减轻烦躁，对于分泌失常的汗腺，有直接的调节作用。

肾上腺穴位于耳屏下面一个隆起处（如耳屏只有一个隆起，则在隆起的下缘）。针刺肾上腺穴，能取得消炎、消肿、抗过敏、抗风湿、抗感染和抗休克的明显疗效，常与交感穴交替作为治疗汗出异常的主穴。现代生理学的研究指出——汗腺的分泌功能受交感神经胆碱能纤维的支配。当交感神经的活动加强，交感神经纤维末梢释放乙酰胆碱越多，汗腺分泌汗液的功能就越活跃。因此，针刺肾上腺穴后，有助于汗腺分泌功能恢复正常。

内分泌穴位于屏间切迹底部的稍前方，相当于屏间切迹内面约0.2厘米处。针刺内分泌穴有助于调节内分泌紊乱而引起的各种疾患，并有强壮体质的功效。常作为治疗汗出异常的重要配穴。

枕穴位于对耳屏的后上方。针刺枕穴有较好的镇静、安神的作用。在汗出异常的治疗中，对易怒、心烦、面颊烘热、情绪紧张、焦虑不安等证有较好的缓解作用。常与神门作为交替使用穴。

（3）按对应部位取穴，如额汗加针额穴；面部汗加针面颊穴；鼻汗加针鼻穴；手足汗加针指穴、趾穴。在全身辨证取穴基础上，加针局部对应部位耳针，可加强局部汗出异常的敛汗作用。

额穴在对耳屏下区正中的对耳屏软骨边缘处；面颊穴在耳垂中间稍外侧，系一狭长区；鼻穴取外鼻穴，正当耳屏软骨前缘，与屏尖、肾上腺穴呈等边三角；指穴在耳轮结节以上耳舟部、趾穴在对耳轮上角的外上角。

耳穴解剖图见图12。

2.常用耳针治疗处方

主穴：心、肺、交感（或肾上腺）、三焦、神门（或枕）

配穴：全身性汗出异常严重，脱汗，或有肝肾不足、体质虚弱证的，加用肾、内分泌穴。

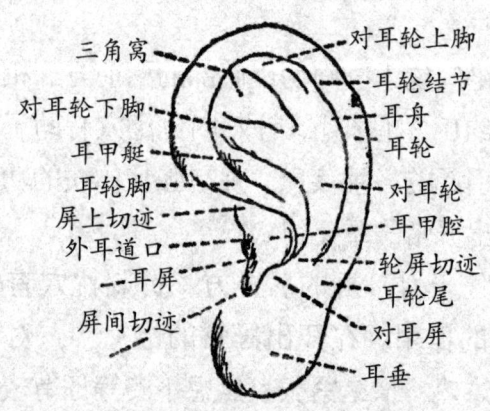

图12 耳郭表面解剖部位名称

心汗可不用肺穴，直接加用肾穴、神门及枕穴增强疗效。

按汗出部位的不同，可加针对应部位耳穴，以增强局部敛汗效果。如额汗加针额穴；面部汗多加针面颊穴；鼻汗加针外鼻；手足汗加针指穴、趾穴等。

针法：耳针的测定可用耳穴探棒或耳穴测定仪探测定位。一般每周针刺二～三次。

针刺手法按照"弱刺激、长留针（留针半小时至一小时）、少捻转"的原则进行。每次只针一耳，两耳交替。

为避免或减少耳针疗法的副作用，可改用油菜籽耳穴压迫法以代替耳穴针刺。临证实践油菜籽耳穴压迫法方法简便、痛苦少，治疗效果与耳穴针刺治疗无明显差异，并且避免了耳郭感染的发生。

(三) 耳穴菜籽压迫法

1. 材料

（1）菜籽：以油菜籽、小白菜籽最为适合。中药诸籽中，或偏于太大，或偏于颗粒表面凹凸不平，或偏于太扁、太小、太软者，均不符要求，仅王不留行籽中小而光滑的，尚可入选。

菜籽要求颗粒小、正圆、坚实。为便于保存和治疗硬度需要，可事先用文火略加烘炒，去除部分水分后，密贮于罐、瓶内，以备用。

（2）胶布：剪成0.6平方厘米的小块，将菜籽放于胶布中央，即可供治疗用。

（3）耳穴探棒：若无此探棒，可用大头针或缝被针钝端底部，或用光圆的火柴头探测查压耳穴。若有耳穴探测仪探测更好。

2. 具体操作法

在所选定的治疗穴中心及其四周，以探棒探测耳穴的敏感压痛点。一般在探测前，应用"耳穴视诊"法，找出阳性反应区,耳穴阳性反应区的特点是局部有光亮感、充血均匀红色感、附有油脂分泌、或有色素改变、隆起等,用手帕擦去耳部分泌物后,再用探棒按压探测。

深测查压过程宜细致。查压探测的用力宜均匀、平稳、轻柔。探棒的移动宜慢、宜稳。由于耳穴的范围较小,因此,探查按压时,切忌在同一位置的同一方向反复点压,以免出现假阳性的敏感点。

当探棒查及敏感压痛点时,病员可出现皱眉、眨眼、呼痛或躲闪等反应。此时,医者可将探棒稍加压力,使耳穴处呈现一浅痕。医者随即以右手用尖头小镊夹住胶布一角,将菜籽对准点痕中心,左手以食指或小指将胶布四周粘定于耳穴四周皮肤上。

胶布固定后,医者可轻轻按压菜籽。如果医者轻按时,病员已觉菜籽压迫处疼痛明显,说明穴已取准;如果医者轻按时,病员觉耳穴处压痛不明显,则可用探棒或指甲尖将菜籽稍加推移,直至找到敏感压痛点为止。

菜籽粘贴完毕后,可立即嘱病员自行按压数次,以体会、掌握耳穴刺激感应。此后,病员每天可以自行掌握菜籽的按压时间和次数。若心烦、多梦、失眠严重的,可在心穴多按压几次;若午后五心烦热、烘热,或腰膝痠软无力的可在肾穴多按压几次;若植物神经紊乱较明显,可在交感穴多按压几次,以增强疗效。

胶布粘贴的时间可由病员自行掌握，或数天后即可揭去，或直贴至胶布自行脱落为止。

胶布的粘贴，一般一次仅取一耳，两耳轮换治疗。

3.菜籽粘贴后的反应

多数病员在菜籽粘贴后，耳穴局部有钝痛、刺痛等反应。由于菜籽的按压，多数由病员自行掌握，因此，疼痛的程度均不剧烈，可以耐受。

菜籽粘贴压迫后，病员常觉耳穴及耳郭有热、胀、痛及局部血管搏动加剧感。部分病员的耳廓可立刻充血发红。在平时粘贴不进行按压刺激时，病员除偶因胶布粘贴局部有异物感外，一般无异常感觉（但治疗作用仍存在）。

少数病员在菜籽粘贴后，即觉耳穴处刺痛明显，不能抚摸，直接影响工作、生活、学习。当去除最痛穴压处的一粒菜籽，刺痛可很快消除。个别病员在神门穴粘贴菜籽后，半边头部痛胀剧烈，无法着枕入睡，烦躁不安，去除神门穴胶布后症状仍难消除，只得停止菜籽耳穴压迫法治疗。

总起来说，耳穴菜籽压迫法的治疗反应都较耳穴针刺治疗为小，治疗又能由病员自行操作和控制，男女老幼均可应用，值得进一步研究推广。

治疗体会：

(1) 耳针对汗出异常的治疗，效果尚满意。对自汗、盗汗、心汗、阴汗均有一定疗效。对汗出异常所常兼见的失眠、多梦、体质虚弱等病证，也有辅助治疗作用。

(2) 耳针治疗时的疼痛及易于感染的缺点，常影响对汗出异常的治疗。临证所见，由于疼痛的影响，部分病员不愿接受耳针治疗；部分病员被迫中止耳针治疗；部分病员因惧怕而心理上较为紧张，以致在接受针刺前、针刺时及针刺后，汗出益甚，症状更为突出。

汗出异常病员的汗液在紧张时可立时涌出，如果针刺前耳部消毒不严，或由于反复捻转，刺激过强，耳郭局部易于损伤；或由于耳穴埋针时间过久；或由于气候及情绪的影响，汗液在局部的分泌过多，引起耳部感染的机会较其他病证接受耳针治疗者为多。

因此，在应用耳针治疗时，主张严守"精选穴、弱刺激、少捻转、长留针"的治疗原则，尤其强调在针刺治疗前后局部要严格消毒，耳针后必反复叮嘱病员随时注意耳廓的疼痛情况，局部肤温的变化，一有炎症出现，立即加用醋调黄柏末外敷并到医院诊治，以控制耳郭的炎症。

(3) 耳穴压菜籽法虽有刺激量过小、少数菜籽在用手按捺时易压碎等缺点，但因安全、可靠，疗效满意，仍值得推广。

二、外治疗法

采用外治法治疗汗出异常，有时常可获得出人意料的效果。局部汗出异常所用外用药物，可见有关各章节。此处所介绍的外治效方，仅以治疗全身性汗出异常的自汗、盗汗、产后或手术后汗出异常、脱汗等证为主。

按外治部位的不同，大致有三种剂型。

（一）扑粉剂

1. 止汗红粉

麻黄根、煅牡蛎、煅龙骨、赤石脂等量，研细末，以布包裹后扑汗出处，汗止则止。此方在晋代葛洪所撰《肘后备急方》一书中，原无赤石脂，经历代医家实践，加用赤石脂后，疗效有提高。

2. 止汗扑粉方选

（1）《太平圣惠方》卷十二载：煅牡蛎150克、滑石90克、麻黄根150克、公丁香30克、净松香60克，共研细末，以绢包15克，扑汗出处，汗止为度。

（2）《太平圣惠方》卷十四载：煅蛤粉240克、麻黄根120克、滑石150克、藁本150克、雷丸90克、煅牡蛎90克、干姜30克、甘草30克、干米粉90克，共研细末，绢包扑汗出处，汗止为度。

（3）《医学入门》方：煅牡蛎、麦麸、麻黄根、藁本、防风、白芷、糯米等量，共研细末，绢包扑敷，汗止为度。

(4)《医学入门》方：白术、藁本、川芎、白芷等分研末，加入粟米粉30克和匀，绢包扑粉，汗止为度。

(5)《经验方》止汗扑粉：煅牡蛎、煅龙骨、密陀僧、炉甘石、藁本、五倍子，共研细末，和匀，以绢包扑敷，以汗止为度。

治疗体会：

(1)外用扑粉的方剂组成，往往由具有显著敛汗作用的药物如麻黄根、煅龙骨、煅牡蛎、赤石脂等为主；其次以有敛汗并有滑润肌肤作用的药物如滑石、炉甘石、干麦麸、米粉、粟米粉、白术等药物相佐；最后以敛汗并有矫味的香料药物如公丁香、松香、藁本、白芷等相配。三种药物的组合，使扑粉既具有明显的敛汗止汗的效果，又有滑润肌肤、沁人心脾、清洁卫生的综合疗效。因此，不仅可作为治疗之用，而且可以作为平时卫生保健之用。

(2)扑粉应用时，应先将病人身上的汗液揩干，然后用粉扑或以几层纱布包裹药末后频频全身扑敷，以汗止为度。若病人再度出汗甚多，粉末沾肤不适，可再次揩干后频扑粉末。

(二)敷脐剂

独圣散：

(1) 民间以五倍子单味研末，温水调湿后，填于脐中，外用布缚定，隔日取去。

(2) 用五倍子、白矾等分，以温水调湿填脐中，以布缚定，隔日取去。

治疗体会：

(1) 以五倍子为主药调湿填于脐中治疗自汗、盗汗的方剂较多，民间应用也广，疗效也较可靠。

临证应用中，一般自汗盗汗可用单味五倍子末温水调湿后填于脐中，外用纱布隔塑料纸用胶布固定，第二日药末变干，即可去掉。如自汗、盗汗较重，汗出异常病程较长的病人，可加用等量白矾末，以增强收敛止汗效果。

自汗、盗汗证情较重，而又阴虚火旺见证较明显的病人，常见午后潮热，时时烘热，头晕目涩，口咽干燥或入夜咽痛，干咳、遗精，虚阳易亢，舌红少津，脉虚细数等，可用五倍子末与飞朱砂末以十与一之比，每次取用6克调湿敷填脐中，敛汗效果可明显提高，并可延长疗效时间。此方用来治疗肺结核病人的盗汗，效果尤为显著。为延长药物作用时间，药末用蜂蜜或饴糖调敷，效果更为满意。

(2) 文献中有唾津调何首乌末敷填脐中以治自汗、盗汗的记载，曾试用过数人（用温水浸湿首乌片，捣烂填脐，外用纱布覆盖固定），确也有效。因治疗例数较少，治疗原理及适应证特点，犹待今后进一步探讨。

（三）涂乳剂

郁金末唾津调涂乳头，或用郁金汁涂乳及乳下。

治疗体会。此系民间流传的验方，初见此方并不以为意，后用郁金以醋磨汁，频拭小儿乳头，试治数例，确有治自汗、盗汗的功效，但疗效不如五倍子、飞朱砂末敷填脐部持久。

（四）有效单方

此处所介绍的单方，均试用有效，且无副作用。凡自汗、盗汗患者，可选择一试。

1. 经霜桑叶研末去梗，以米汤，或豆浆，或牛奶，或用菜汤，或用茶，或用白开水送服，每日10克。小儿汗出异常不肯服药者，可以经霜桑叶末和入白粥内，加糖拌服。

2. 糯稻根15克、瘪桃干12克、浮小麦15克、太子参12克、大枣15克，水煎服，服完药汁二汁后，大枣可拣出吃掉。

3. 冰豆腐一块、黑豆15克、冰糖15克，煮食。

4. 黑豆淘洗后，磨成豆腐浆，锅内熬熟结成皮，取出，用黑豆浆（可放糖）送服。

5. 莲子七个、黑枣七个、浮小麦15克（包煎）、黑料豆15克，水煎服，服完二汁，可将黑枣、莲子、黑料豆食完。

6. 韭菜根49根，水煎服。

7. 千斤拔30克、猪瘦肉30克，同煮待肉熟去千斤拔，食肉及汤，可加佐料。

三、饮食疗法

食补是中医学中的一个重要的治疗方法，其内容十分丰富，是一门专门的学问。自周朝起始，已设有"食医"，专门研究食物的烹调及补养。此后历代中医学家对饮食疗法进行了较深的研究，并逐渐形成了一整套比较科学的中医食补理论。中医学关于饮食疗法的"五味相调"、"性味相胜"、"以类补类"、"所宜所忌"的理论，在饮食疗法中，一直起着重要的指导作用。

食补的方法，大致包括糕点、酥酪、膏露、清蒸、红烩、粉蒸、烤炸、溜炒、腌熏、焖炖十大项目。其材料大概可分为血肉品、草木品、菜蔬品、灵芝品、香料品、金玉品等六大类。按照用植物油和动物油的性质分类，又可分为荤腥门和素净门。

按照中医学理论的指导，"以类补类"中，运用最广的如运用血肉有情之品，以肝补肝、以心补心、以肺补肺的"以脏补脏"法；按照中药药性的一般规律，草木品的枝走四肢、肉走肌肉、皮走皮肤，"诸花皆升（开上）"、"诸子皆降（降气）"等，就可以"因人、因时、因地"的不同，配制出适合不同民族、不同地域、不同风俗的适合不同病证需要的饮食菜肴，以达到治疗疾病、强身延年的目的。

以下仅以笔者临证配制及试用有一定疗效的处方，作一简单介绍。

(一) 通补类食疗方

这类食补处方的特点是对全身的脏腑都有一定的调补作用。著名的符离集烧鸡、无锡小排骨等都属于这一类。其制作特点是以鸡或猪肉等血肉类食物加用几味或十几味中药烹调而成。

1. 煨乌龟方

用料：大乌龟二只，肉桂3克、食盐3克、当归6克、胡芦巴6克、鲜荷叶一张、湿泥一团。

制作法：乌龟用细竹丝刺鼻孔以使泄精，清水养半月去污，宰后去血洗净。然后将诸药同盐及乌龟置荷叶中央包起，湿泥糊外约五分厚后，置文火中慢慢煨烤，直至药香透出，剥去黄泥、荷叶，剔去药末，剥除龟板，即可随意食用。

说明：此方补阳益气，尤其对慢性病有脾肾不足，或更有湿滞面浮足肿的，最为相宜。对气虚、阳虚或虚劳汗出异常者，有辅助治疗作用。

2. 益阴甜羹

用料：天门冬15粒、麦门冬15粒、甜湘莲15粒、茯苓粉15克、银耳10克、生苡仁15克、桂花1克、湿淀粉适量、蜜饯30克、香蕉1只、橘子1只、光荸荠5只、蜜枣适量、白糖适量。

制作法：天门冬、麦门冬去心去皮。苡仁先煮烂。银耳另炖烂熟。其余水果均切片。炒锅洗净，放入水二碗，置火上烧滚，随后放入白糖、桂花拌匀，然后加入天门冬、麦门冬、湘莲、茯苓及诸种果片，最后将银耳、苡仁、湿淀粉倒入，边烧边拌，呈玻璃状薄黄色，羹即做成。

说明：此方养阴宁神，益阴和胃。对阴津虚亏、咽干少津、纳少气短、夜寐欠宁的阴虚、虚劳、血虚、产后或手术后自汗、盗汗的病人，均较相宜。

（二）补肺类食疗方

这类食补方适用于肺虚气弱的气虚或气阴两虚、虚劳汗出异常；适用于痰湿自汗；适用于素有慢性支气管炎、肺气肿、肺结核等所致肺功能减弱而汗出异常者。

1.肺露

用料：猪肺一具、黄酒三两、川贝末6克。

制作法：猪肺反复灌洗去血水，将川贝末塞入气管内，外用线扎紧。加水及其他佐料、黄酒，以气锅炖取浓汁，随意服用。

说明：此方有助于补肺活血，可提高肺功能，并有化痰止咳之效。

2. 杏仁猪肺汤

用料：猪肺一具、生姜汁半小杯、甜杏仁49粒，蜂蜜2两半。

制作法：猪肺反复灌洗去尽血水，将杏仁、生姜汁、蜂蜜均塞入或倒入猪肺气管内，外用线扎紧。放入砂锅内，一次加水六大碗，文火煨三小时，随意服食。

说明：此方对肺虚汗出异常、肺虚而又咳嗽、气逆、痰湿尚轻的自汗病人最为相宜。多多服食，润肺、止咳、化痰、补肺功效满意。

3. 虫草三台鼎方

用料：猪肺一具、猪肚一个、肥公鸭一只、北沙参30克、土炒白术30克、上肉桂3克、冬虫夏草30克、生姜60克、食盐适量、青葱适量、黄酒150克。

制作法：猪肺反复灌洗去尽血水。猪肚洗去涎。肥公鸭宰杀洗去毛杂。将北沙参、白术、肉桂、生姜均匀分装于猪肺、猪肚、公鸭腔内，加水于大砂锅内需足量，姜、葱、酒、盐随之和入，文火煨炖烂熟，随意服食。

说明：此方剂量大，可分数次服食，也可多人同食。此方肺、脾、肾三经同调，补益之力甚强，是一张著名食补方。对于体质虚弱的各种类型汗出异常，尤其是虚劳、产后及大手术后体质虚弱的汗出异常，效果尤为满意。因冬虫夏草炖煮后，其味纯正又鲜美异常，此方中切勿加用味精。脾弱者，服用此方，可多食汤、食鸭，既有助于补脾气、益脾阴，又可开胃进食。若大便溏薄者，可去油服用。若平素有咯血反复发作史者，上肉桂也可不用。

治疗体会：

（1）补肺食疗方均使用猪肺，实践证明猪肺煮后，味清淡，不少病人都很喜欢食用，常可随证加用化痰药，也可用鱼腥草30克、芦根60克煎汁和入。鱼腥草生草味腥，煎煮后气味平正，无腥臭浊味，不会影响食欲。

（2）肺虚致汗出异常为主证的病人，平时补肺宜服食小米、荸荠、萝卜、山药、芋艿、小麦、栗子、石榴、胡桃肉、黑芝麻、百合、天冬、麦冬、沙参、罗汉果、银耳、燕窝、鳗鲡、乌贼、牛乳、羊肉、鸡、猪肺、白芨、饴糖、海蜇、梨、白果、冬虫夏草、蛤蚧等食品。可按不同季节、不同习俗、不同地区的饮食习惯，进行调配。

（三）补心类食疗方

这类食疗方适用于心虚血少的血虚汗出异常、心汗、虚劳汗出异常；或常有心悸、心烦不寐、健忘、梦多、脉律不齐等体虚病人；对各种类型的汗出异常，有辅助治疗作用。

1. 辰砂猪心方

用料： 雄猪心一只、真辰砂末3克。

制作法： 猪心以未经水洗最佳，取回后，猪心外面，用温开水略冲去污物。随将辰砂末塞入猪心血管内，与血管内猪血和匀，血管口用线扎紧，勿使辰砂漏出。加水（亦可加入少量黄酒）煮熟，以纱布滤汁。猪心用不锈钢刀剖开，去辰砂及猪血，猪心切片。浓汁可加少许佐料饮服，猪心可蘸酱油等随意服食。

说明： 此方养心、宁心功效可靠。对于有阵发性心动过速、心律不齐、神经衰弱及其他病证所致心悸、怔忡、不寐、梦多者，伴心汗、自汗、盗汗的，均有满意效果。

2. 桑叶二冬五糖膏

用料： 天门冬五斤、麦门冬五斤、冬桑叶末一斤、茯苓三斤、白蜂蜜二斤、白糖一斤、赤砂糖一斤、冰糖一斤、麦芽糖一斤。

制作法： 先将天门冬、麦门冬、茯苓放大砂锅内，加水十五斤浸没药物半小时，先用武火烧开，继用文火熬两小时，把原汁滤出；再加水十斤，候水开文火缓煮一小时，将第二汁滤出；再用上法取第三汁。弃去药渣，将三次原汁混合，文火慢熬，至浓缩成三分之一时，加入五种糖及冬桑叶末（去梗）不断搅和，勿令发焦。等浓稠呈蟹眼样沸后起泡，即可迅速离火，不断搅和成膏状。每日服三次,每次取一匙,用开水冲调后饮用。

说明:此方养心、补虚、敛汗作用均较好,尤其是膏剂味甜可口,对各种自汗,盗汗偏虚而有微热伤阴者,最为相宜。此方冬季制作,可服数月,对老年阴亏,脑力劳动过度而心脾不足、健忘多梦的病人,尚可随证加入龙眼肉、胡桃肉、甜杏仁等。

冬桑叶末吞服或用米粥拌服,对各种汗出异常,尤其是盗汗病证,效果甚佳。

治疗体会:

(1) 有冠状动脉粥样硬化性心脏病或常有胸痛(心绞痛)、器质性心脏病所致汗出异常,可随证在上述配方中加用参三七3~5克。

(2) 心虚致汗出异常为主证的病人,平时补心宜服食赤小豆、天门冬、麦门冬、生地酒(生地浸于白酒或陈酒中的药酒,生地量不限)、薤白、灵芝、首乌、玉竹、蜂蜜、牡蛎、狗肉、羊肉、海参、鸭蛋、木耳、韭菜、竹叶心、三七、李子、香蕉、荸荠、黑芝麻、山楂、莲子、胡桃肉等。可按不同季节,不同习俗,不同地区的饮食习惯进行调配。

(四) 补肝类食疗方

这类食疗方适用于肝虚,或形体消瘦、体虚易怒而汗出异常;或时有情绪波动,易忧郁、易烦躁不寐的神经衰弱等症者。

1.大枣芝麻糊

用料：大枣5～10枚（煮烂去皮、核）、黑芝麻30克（炒熟）、瓜子仁15克、冰糖30克、菱粉一匙。

制作法：煮成糊，随意当点心服食。

说明：此方养肝明目、补血润肠。对有血虚阴亏而汗出异常的病证，有辅助治疗作用。按临证需要可随证加用银耳10克、莲心10粒、淮小麦12克、百合10克等。若大便偏溏的病人应减少黑芝麻用量，随证加用生苡仁15～20克、生山药15～20克等。

此方对年老体弱、动辄汗出异常、目力减退、头晕目眩、白发增多、津枯便秘等，久服也有效。

2.肝糕方

用料：取鸡肝、鸭肝、猪肝、牛肝中的任一种，至少二斤，鸡蛋十枚（去黄取清）、胡椒末适量、鸡鸭火腿浓汤一碗（另做好）、食盐一撮。

制作法：取肝切片，捣烂如泥，用布包挤滤肝汁三次，务以挤尽为止。加入鸡蛋清、食盐充分搅拌匀，隔水蒸一小时，即成肝糕。临服时可取肝糕一块，置碗内，将鸡鸭火腿汤沿碗边缓缓冲入，切勿冲烂肝糕，再放入少许胡椒末，重蒸半小时，趁热随意服食。

说明：此方补肝益肾，对肝肾不足、产后及老年体弱，或久病体虚而汗出异常者，均有较好的调养补益作用。

治疗体会：

（1）上二方均药性平和，可临证灵活加减，久服自有显效。

（2）肝虚致汗出异常为主证的病人，平时补肝宜服食粳米、大枣、橘子、胡麻、李子、苹果、槟榔、佛手、橘饼、韭菜、葱、木瓜、决明子、车前子、沙参、鸡肝、牛肝、猪肝、羊肝、甲鱼、牡蛎、黑鱼、干贝、甜萝卜、蜂蜜、饴糖等。可按不同季节、不同习俗、不同地区的饮食习惯，进行调配。

（五）补脾类食疗方

这类食疗方适用于脾虚气弱的气虚及阳虚而汗出异常；或可用于脾胃欠健、心脾不足，面色㿠白、纳少便溏，心悸健忘的心肝病证。

1.猪肚方

用料：公猪肚一只、桑叶30克、广郁金30克、小茴香10克、黄酒120克、糯米半斤。

制作法：将桑叶、郁金、小茴香用纱布另包。糯米塞入猪肚内。加水及黄酒同煮至极烂，去药，随意服食猪肚及糯米。

说明：此方健脾、敛汗、涩精、止带功效较显著，凡自汗、盗汗、崩漏、带下者，均可做辅助治疗之用。按胃纳情况，可一餐食完，也可分数餐食完。

2.三宝鸡子黄粥

用料：淮山药一两、生苡仁二两、芡实一两、糯米适量、熬鸡子黄一枚。

制作法：淮山药、芡实研细末，与生苡仁、糯米共煮成粥。服食时拌入熟鸡子黄一枚。

说明：此方健脾、开胃、养心，对于脾虚气弱阴伤而汗出异常者有效。此方药性平和，临睡前服食，尤可补益中气，调补心神，安神宁志。对用脑过度、心脾不足，时有脾胃虚寒而胃脘痛、慢性泄泻、失眠、健忘、多梦、心汗者，效果可靠。按临证需要，可随加莲心、橘饼、蜜饯等。

治疗体会：

(1) 猪肚方中的糯米、桑叶、郁金，也可取出烘干，研末服用，每次服9克，每日三次，敛汗效果也可靠。猪肚方去桑叶、加大小茴香用药量（自10克加至30克），并加生姜10～20克、黄酒、水同煮至极烂，并可治虚寒性胃脘痛。

(2) 三宝鸡子黄粥治慢性泄泻疗效也可靠。若便溏而尿少者，或久泄不止、或更见汗出异常者，均可加入炒车前子9克同煮粥服食，效果满意。如炒车前子不拌入粥内食用，疗效减低。

(3) 脾虚致汗出异常为主证的病人，平时补脾宜服食大豆、刀豆、栗子、大枣、山楂、莲子、山药、小米、陈仓米、糯米、苡仁米、芡实、茯苓、苹果、饴糖、蜂蜜、鲫鱼、鳝鱼、鸡鸭肫肝、猪肚、牛肚、黄豆芽、锅巴等。可按不同季节、不同习俗、不同地区的饮食习惯，进行调配。

（六）补肾类食疗方

这类食疗方适用于久病肝肾不足致汗出异常；或自汗、盗汗、产后或手术后汗出异常，久治乏效；或先天禀赋不足，时易汗出异常，男子遗精、滑精，女子月经不调、崩漏带下等。

1.羊肾鹌鹑蛋方

用料：羊睾丸一对、黄酒二两半、鸡鸭浓汤一碗、鹌鹑蛋（去壳）一对。

制作法：羊睾丸、黄酒及鹌鹑蛋均倒入鸡鸭汤内，隔水炖熟，随意佐餐。

说明：此方补心益肾，可强壮体质，治虚劳汗出异常及男女性功能减退，均有效。

2.黄芪苁蓉鸡方

用料：小公鸡一只、黄芪30克、冬虫夏草10克（若买不到也可不用），苁蓉15克、桂圆肉10克、淮山药100克、瘦猪肉、火腿肉适量，葱、姜、黄酒适量。

制作法：山药片铺底，鸡放中央，将桂圆、苁蓉塞于鸡肚内，黄芪及瘦猪肉、火腿及佐料，放于鸡周围，用气锅文火炖鸡至肉烂熟，去浮油，用洁布滤去药渣，再加荤腥浓汤炖约三十分钟，即可随意服食。

说明：此方肺脾肾同补，对肝肾不足及禀赋素弱而汗出异常的病人最为适用。冬令尤佳。

治疗体会：

(1) 补肾类食疗方以冬令服食最为适宜。若非冬令，补肾方宜取清淡为宜。

(2) 肾虚致汗出异常为主证的病人，常兼有其他脏器症状，食疗方常可交替使用。平时补肾宜服食大豆、栗子、鸡肉、腰子、牡蛎、鹿肉、鹿胎、胎盘、牛肾、羊肾、鸡鸭肾、鹌鹑、麻雀、熟地、柏子仁、苁蓉、蛤蚧、冬虫夏草、黑豆等。可按不同季节、不同习俗、不同地区的饮食习惯，进行调配。

小结

食补是一门专门的学问。饮食疗法简便、有效、因地制宜、因人制宜，值得进一步推广。

限于笔者的水平，仅把个人临证配制和试用有验的历代食补名方，以及治疗体会作了简单的介绍。读者自可按时令供应的品种、地区口味的偏嗜、食补新方的配制等举一反三，创造和总结出更多治疗虚证汗出异常的食补方来！

四、锻炼辅助疗法

对于汗出异常,无论是实证还是虚证,锻炼都是有辅助治疗的积极作用的。初学者可学习"内养功"和"放松功"。

(一)内养功锻炼法

内养功的具体操作方法如下。

1. 松弛

(1) 身体松弛:练功前可饮适量开水,排空大小便,宽解衣扣、腰带、鞋带、表带等,并有意识地使头、躯干、四肢、全身肌肉都完全松弛,外观可体现一种松静状态。

(2) 意识松弛:在全身各部肌肉松弛后,意识上要心情舒畅,发出准备练功的信号,再开始练功。

2. 姿势

练功姿势按病人体质及病情要求不同而作相应的规定,但务求自然松弛,切忌拘束僵硬。

(1) 卧式:侧卧位(左右均可),头略向前低,平稳枕于枕上。上面的上肢自然手掌心向下放在髋关节部,下面的上肢屈肘,手自然伸开,掌心向上,放在距头约二寸远的枕上。腰部略向前屈。下面的腿自然伸出,微弯曲,上面的腿弯曲约120度,手搁于下面的腿上。

(2) 坐式:身体端正稳坐凳上,两腿自然分开,与肩等宽，两膝关节弯曲成90度，两小腿平行而垂直于地面，两脚底踏实地面（如凳的高低不合适，可在凳上垫毛毯或脚下放踏板，随时调节，务使踏实）。两手掌面向下，自然平放在两大腿中三分之一处。两肘关节弯曲、放松。

（3）在行功中身体各部的协同姿势：在行功过程中，身体各部的姿势以及有关器官的配合动作必须协同，方能收到预期的疗效。行功过程中，必须注意以下细节：头颈部的姿势要求自然平直、端正，不应倾斜，紧张用力或接近强直状态更非所宜。为避免头颈部的紧张，可将前额稍向前方，下颌部微向内收，呈轻度低头姿势；前胸部亦应微向内收，腹部稍向前鼓，两肩自然下垂，不可向前耸起；背部略呈后凸；口唇自然紧闭；两眼虽轻合，但仍露一线之光，两视线注视鼻尖。

3.默念字句

在练功呼吸时，须随同默念字句，但只可用意念（即脑子想），而不要念出声。一般由三个字开始，根据病人情况逐渐增加，并灵活掌握。不过，增加的字数最多以不超过九个字为宜。常用的字句有"自己静"、"自己静坐"、"自己静坐身体好"、"自己静坐身体能健康"等。

在默念字句的过程中，与呼吸法的具体配合如下。

第一种呼吸法：默念第一个字时开始吸气，念中间的字时停顿呼吸，中间的字句越多，则停的时间越长。念最后一个字时将气呼出。

第二种呼吸法：吸气呼气中均不念字，呼吸完了开始停顿时念字。

例如：念"自己静"三个字，用第一种呼吸法时，默念"自"字吸气，同时舌顶上颚；默念"己"时，停顿呼吸；默念"静"字时舌放下，同时将气呼出。用第二种呼吸法时，吸气时将气吸满，呼气时气自然呼出，停顿时舌顶上颚，同时默念字句，念完后舌放下，再吸气，如此周而复始地呼吸。两种呼吸法之差别，在于前者是吸后停闭，后者是呼后停闭。

4. 呼吸法

呼吸法是内养功的主要内容之一，即要锻炼成一种有意识锻炼的腹式呼吸，目的在于使腹部随着一呼一吸的动作，逐渐形成明显的张缩运动。一般可分下列两种呼吸法。

第一种呼吸法：用鼻呼吸。吸气时用舌抬起顶上颚，使气自然地吸入，用意念将气引到小腹部，所谓"气沉丹田"。此时即易用力吸气，也不再用力将气压到小腹，呼吸时将舌放下，然后停顿呼吸和默念字句，将气均匀、缓慢呼出。如此反复呼吸即可。

第二种呼吸法：用口鼻呼吸，吸气时自然地将气用口吸入，用意念将气引导到小腹部，也不要用力吸气。

练功开始时，可稍留余地不要将气吸满，随时再将气自然地用鼻呼出，然后停顿呼吸和默念字句，同时舌顶上颚。字句念完，舌即放下，再吸气。这样周而复始地进行。

5.意守法

为了容易使思想集中，起诱导作用。练功时，要使患者意识集中于丹田（脐下一寸三分处），即所谓"意守丹田"，久而久之，有助于排除杂念，集中思想，迅速达到入静。

（二）放松功锻炼法

1.三条线锻炼法

三线锻炼法是将身体分成两侧、前面和后面三条线，自上而下有意识地注意身体各部位，结合默念"松"字，逐步把全身调整得自然、轻松、舒适、平静。

第一条线（两侧）：头部两侧→颈两侧→两肩→两上臂→两肘→两前臂→两腕关节→两手→两手指。

第二条线（前面）：面部→颈部→胸部→腹部→两大腿前面→膝关节→小腿→两脚→两脚趾。

第三条线（后面）：后脑部→后颈部→背部→腰部→两大腿后部→两膝窝→两小腿→两脚→两脚底。

练功时，先注意一个部位，然后默念"松"字，再注意次一个部位，再念"松"字。从第一条线开始，等放松完第一条线后，再放松第二条线，然后再放松第三条线。每放松完一条线，在一定部位的止息点时，可稍作停顿，以意念守持一下。（第一条线的止息点为中指；第二条线的止息点是大脚趾；第三条线的止息点是前脚心）。

　　当三条线都放松完毕（作为一个循环）之后，应把注意力集中在脐部（或由指导者另指定一个部位），静想片刻，以保持平静安和的状态。

　　一次练功，一般要练习二至三个循环，静待一会之后，才可停止。默念"松"字时，不宜出声，以默念、意念为主，默念快慢要适当，每人体会不一，可自行掌握。在默念"松"字时，如遇到某一部位依然没有放松的感觉，或稍有放松但放松感仍不显著时，切忌急躁，可任其自然，按次序继续练下一个部位，仍要求自然放松。

　　2.选用方法

　　（1）分段放松法：把全身分为若干段，自上而下地进行分段放松。

　　（2）局部放松法：在全身放松的基础上，可进一步对身体某一部位或紧张点作进一步放松。

　　（3）整体放松法：把整体作为一个部位，默想放松。此种放松法可从头到足笼统地像流水一样向下放松；可以就整个身体笼统地默想由内向外地放松；也可以依照三条线放松法，依次不停顿地向下放松。

(三) 练气功需注意的几个问题

1. 要有指导

初学者最好在富有经验的医师指导下进行为好。由于出汗异常的病人情绪易于波动，稍急躁、稍激动，汗出异常的病证会加重。有医师指导可以少走弯路，及早掌握好正确的练功方法，对疗效的产生和巩固有很大好处。在有经验医师指导下练功，可以较科学地"因人、因病而异"地掌握好练功的量，可以防止不必要的弊害。在有经验医师指导下练功，出汗异常病人在心理上也可得到安慰，有助于迅速入静并逐步取得练功效果。

2. 要入静

练功入静是辅助锻炼所必须逾越的第一道难关。不入静，就根本谈不上练功。因此，合适而安静的练功环境，练功前的稍事休息、有规律的生活习惯，都可对练功入静产生很大的影响。在练功过程中，所以要默念字句、分段停顿呼吸、时时"凝思丹田"，都是为了入静。无论是打太极拳，还是练气功或其他的自我锻炼法，从静中求静要比从动中求静困难得多。因此，我们在练功的过程中，要严格遵照要求，时时默念字句、时时默想引导气的下沉、时时凝思脐下一寸三分的"丹田穴"，其目的都是为了在种种似静非静，似动非动的"意动"、"呼吸动"、"腹部张缩动"的过程中，促使练功的迅速入静。

3.练功中的感觉

一般练气功的过程中,常易产生遍身发热,甚至出汗的现象,这是练功到一定阶段所必然出现的正常现象。对于汗出异常的病人来说,这种出汗常对病情产生健康的、有益的治疗作用。正是由于这种遍身发热,随之汗出的过程,可以调节汗腺分泌功能的失常。当然,如果是练功时间过长,或过分有意识引导机体发汗,将对汗出异常的治疗带来不良的影响。一般练功的时间可在20分钟左右,以后按健康和汗出异常病情的变化,再作适当调整。减少练功的时间和减少对丹田部位的注意力,以及及时调整不准确的练功姿势,对于减少因练功而汗出过多的现象是有好处的。

五、调养护理

1.汗出异常的病证,凡辨证明确,应按各病证的不同特点进行护理调养,不能仅针对汗出异常一证治疗、护理,以免"舍本求末"而贻误病情。

如因各种原因所致血虚、阴虚,而致汗出异常的,应首当治血,以止失血失阴之源。若"气随血脱",应首先"益气固脱"或气血同治,或气阴同治。护理中要让病人安静卧床休息;要对病人加强精神安慰,使之消除焦虑;要随时注意病情的进退变化,及时控制病情。饮食忌辛辣刺激动火之物,禁止饮酒,对于发物,以及油腻食物，均应少食或忌食。

如因病情重危而致脱症的脱汗，首当"固脱"抢救。在护理上更要加强保温，随时注意病人面色、神志、脉象、出汗等各方面的变化，以便及时采取综合抢救措施。对脱汗的观察，也应与其他各方面的症状统一权衡，以分析病情变化的动向。

如因瘫痪、中风后遗症而致汗出异常的，应随病情的轻重缓急，或急以扶正，或佐以养血活血，或辅以舒筋通络，或针药并用。护理中当加强对病肢的被动锻炼、注意被褥的轻柔、清洁，防止褥疮的发生。

总之，治病求本，随证论治，善治汗而又不拘泥于治汗，是治疗汗出异常的根本大法，也是进行有针对性的护理和科学的自我调养的根本指导思想。

2. 汗出异常的病证在接受内服及外治法的过程中，应加强必要的体质锻炼，养成有规律的生活习惯，注意劳逸结合。在饮食方面也应摸索出与自己病证有益或有弊的"饮食宜忌"规律，进行最适合个人特点的食疗调养，以使汗腺的分泌功能牢固地在机体健康的基础上得到恢复。

适当的气功练习及思想修养的提高，对保持情绪稳定，避免情绪的过分紧张，治疗汗出异常都有不可忽视的作用。

在条件许可时，阳虚、气虚而汗出异常的病人的居住环境温度，应稍偏暖；血虚、阴虚火旺而汗出异常的病人的居住环境温度，应稍偏凉。环境的凉暖、环境湿度、环境风速的调节，在护理调养中，都应全面予以考虑。

3.平时汗多，或汗出异常，或刚大汗后，必须注意及时用毛巾将汗液拭干，穿衣盖被均不应袒露胸背，更不应立即站在高楼下、高速风扇下吹风乘凉，或立即用冷水冲洗，以免感受风寒或反使体内的热量不易发散，久而蓄积在内引起其他病证。尤其是产后（包括小产、人工流产）汗出异常的病人，更要注意保暖，避免骤然受寒。

汗出异常症情较重病人的衣服宜勤替换，被褥铺板（或棕棚）也应经常晒、晾保持干燥。重危病人的汗出异常更应密切观察，免得发生褥疮。汗出之后，还可稍用热毛巾擦浴，以免皮肤生疮疖痱子。汗多不止的病人，宜用止汗粉剂外扑，以保持皮肤润泽而又不过度潮湿。汗出过多时，应适当补充水分和盐分，适当休息以尽快恢复体力。

虚 损

第一章 概述

一、什么是"虚损"

虚损，是因人体正气虚而导致的多种病证的总称。也即是人们所常说"虚证"、"弱证"或"虚弱证"。在现代医学中，多属于以"机能衰退"为主的病证。

各种年龄的人都可发生虚损，但以中老年为多，是危害人体健康的常见病证。

二、中医对人体的认识

中医认为，人体是由气血、津液、阴精等基本物质，构成器官、形体，并产生相应的生理功能（机能），从而成为一个有形有神，有生命活力的机体。人体在组织结构方面。内以五脏（心、肺、脾、肝、肾）为中心，六腑（胃、胆、小肠、大肠、膀胱、三焦），以及奇恒之腑（脑、髓、骨、脉、女子胞）相配属，构成体内的脏腑系统；外以筋、肉、皮肤、毛发、爪甲、五官（眼、耳、口、鼻、喉），前阴（尿道、生殖道），后阴（肛门）等，构成外在的形状；人体内与外之间，又有血脉、经络相通联，津液气血循行于其间，从而形成为完整的机体。

在此基础上，产生出相应的生理功能。总的来说，五脏是人体化生和储藏津液、营血、阴精的器官，是人体情志，阳气生发的源泉。六腑是受纳和消化，转输和排泄饮食水谷的器官。饮食中的精微（即营养物质）滋养脏腑、肌肤，化生气血；饮食中的糟粕，则经肠道的传导，形成粪便而排出体外。奇恒之腑，配合五脏六腑，完成思维、运动、营血的运行、生殖等特殊的生理功能。人体外在的筋、肉、皮肤、毛发、五官、孔窍等，既能保护内脏，协助脏腑进行正常的生理活动及抗御外邪侵袭，又能感知外界的变化，帮助机体适应多变的自然环境。津液气血循行于经络、血脉之中，内则滋养脏腑，外则润泽肌肤筋骨，内外协调，形体壮实，功能旺盛，精神乃旺。

　　构成人体的物质，概称为"形质"，其性属阴；凡由脏腑所生发的营气、卫气、宗气、元气、阳气、神气等，概称为"功能"或"机能"，其性属阳。形质与功能，既相互依存，又互为化生，功能的生发以物质为基础，物质的生成又赖功能的化生。在中医学中，把能促进正常的生长发育，保持健康，抗御外邪侵袭，以及抗御过早衰老的能力，概称为"正气"。因此，人体正气的强弱，偏盛偏虚，常与疾病的发生和发展有密切的关系。

三、虚损的含义

中国医学对"虚损"的研究,具有悠久的历史,早在两千多年前成书的医书《内经》中,就提出"精气夺则虚"的理论。这里的"精气",就是"正气",意思是说人体正气受到伤损,就会表现出相应的病证,这种病证就叫作"虚"或"虚证";并提出"虚者补之"、"损者益之"的治疗法则,以及养生防虚方法。其后历代医学家,多以《内经》理论为依据,着重研究"五劳"、"六极"、"七伤"、"虚劳"、"虚损"、"虚痨"、"诸虚"等病证的防治,并逐渐形成虚损学说,用以指导临床实践,取得良好效果。

近代对正气虚衰为主的病证,多以"虚损"立名,研究得更加广泛而深入。若以狭义而论,虚损仅指人体阴阳气血的虚损而言;以广义而论,是指因人体正气虚衰,表现为形质亏损,脏腑功能低下,抗病能力减弱,或生长发育障碍,或过早衰老,并随病位的不同,形成以正虚为主的多种病证。本书就是从广义的含义出发介绍有关虚损的防治知识。

第二章 虚损的病因

导致人体正气虚损的因素主要有以下三种：一为先天禀赋不足，加之后天失养；二为后天疾病失治，劳伤过度；三为人体自衰太过。现分别介绍如下。

一、先天禀赋不足

1. 禀赋不足

禀赋不足，多由于患者父母早婚，发育未完全成熟而生育；或由于病后体虚，正气虚损尚未恢复；或由于年龄已在中年以后，正气已自亏等等，所生子女亦多禀赋不足，加之后天喂养无方，调治失宜，而致正气虚。此类患者，自幼即可见形体瘦弱，精神萎靡，发育迟缓，智能低下，甚至到成年之后，亦多身材矮小，体弱多病，造成终身痛苦。因此，凡早婚早育，病后正气尚未恢复，以及中年以后生育，都不利于后代的健康。

2. 妊娠失养

妊娠失养，是指母体受精成孕后，或由于母体瘦弱，气血不足，致胎儿失养；或由于孕期房事过度；或跌打损伤、操劳过度、滥用药物、疾病失治等，而损伤胎气；或由于妊娠反应，长期呕吐，饮食减少，胎儿失其营养；或由于多胎多产，或多次施行人工流产术，正气未复而又怀孕等，皆可导致胎儿失养，生后形体不壮，脏腑内虚，难于抚育，成年后亦多体质虚弱，甚至早衰。

例，一35岁女性患者，出生时其父母均为20余岁青年，身体健康，本无禀赋不足的因素，但其母畏惧胎儿过大，恐在生产时痛苦，因而孕期有意节制饮食，以致营养缺乏，胎儿失养，患者出生时体重仅1.75千克，形体弱小；其后弟妹相继出生，无力照顾，后天又失于养育，致使患者自幼身弱多病。成年之后，身体亦瘦弱矮小，甚难坚持日常工作。其婚后所生子女体质亦差。虽经补益药物多方调理，指导其自我调养，病证有所缓解，但正气甚难恢复常态，年仅35岁，已出现衰老征象。

3.孕育不全

孕育不全，是指胎儿于母体内，因发育障碍而致脏腑孕育不全，或形体残缺畸形，以致出生以后，脏腑难以维持正常生理功能，而成为正气虚损病证。其因多由于妊娠早期，正值胎儿发育成形之时，或因外感疫毒病邪，或误服有毒药物，或因近亲结婚等，皆可导致孕育不全，随发育障碍的病位不同，表现的病证亦各异，甚至成为痴呆等证。

常言说，"先天不足，后天补"，这是很有科学道理的。先天不足所致的虚损病证，发病多见于婴幼时期，儿童又正值生长发育阶段，脏腑未固，形体未盛，只要及时调治,加强营养,就能补其不足,助发生机,使正气恢复,从而避免虚损的发展。

二、后天因素

后天因素,包括六淫(风、寒、暑、湿、燥、火)、七情(喜、怒、忧、思、悲、恐、惊)、饮食不节(不洁)、劳伤、外伤等,如长时间持续作用于人体,就会导致正气的伤损而致虚。由于各种致病因素的特性不同,对人体正气的损伤也各有侧重,致虚因素持续时间越久,则伤损正气越甚。

1.六淫、疫毒

风、寒、暑、湿、燥、火,在正常情况下称为"六气",一般不会导致人体生病。但如六气出现剧烈的改变,如骤冷骤热,暑湿过甚,燥化太过等,而成为致病因素时,即称为"六淫"。六淫致病,常几种相兼,如风寒太过;或长期居处于阴暗潮湿寒冷的地方,风寒湿邪就会侵袭人体,留滞于肌肤、筋骨、关节等部位,阻滞气血的运行,而致关节疼痛、肿胀、活动受限,形成痹证;并可循经进而侵袭脏腑,多侵犯心肾二脏,久则形成心肾的虚损病证。又如暑热火邪侵袭人体,久留失治,就会耗损津液营血阴精,而形成肺胃阴虚、或阴虚证。又如风热、或风寒反复侵袭肺脏,肺气不利,久咳伤肺,亦可形成肺阴虚,或肺气虚等证。

疫毒，是泛指具有流行性传染性的致病因素，其发病急，变化快，以高热为主要表现，并能结热生毒，形成"热毒"而伤损人体正气，既易损伤津液营血阴精，又易损伤阳气，热势持续时间越长，对正气的伤损越甚，往往热退后正气较难恢复而成为虚损病证。

2.情志太过

情志，即喜、怒、忧、思、悲、恐、惊等情绪变化，在正常情况下，是人体对客观环境变化的正常反应。但如超过正常的限度，就会成为致病因素，如持久而强烈的精神刺激，可以导致气血逆乱，脏腑气机失调，就会直接或间接损伤正气而致虚。

例，一24岁的女青年，幼时丧父，全靠母亲辛勤劳动抚育成人，工作后本想很好敬养母亲，以报养育之恩，但其母不幸于半年前病故，她甚为悲伤，久思难解，渐至不思饮食，脘胁胀满，兼见失眠多梦等症，延至半年后，患者出现形体消瘦，精神困倦，面色萎黄，心悸气短，失眠健忘，腹胀经少等症状，形成以心脾虚损为主的病证。

3.饮食失宜

饮食是人体后天获得营养物质的唯一来源，正常的饮食，能保持人体的健康，使人精力充沛。但饮食失宜，又可成为致病因素，并进而导致正气虚损。饮食失宜致病，常见于下述几方面。

饥饱失宜：过饱，多见于儿童和青年人，不知爱护脾胃，每遇适于胃口的饮食，或逢年过节，亲朋喜宴，就鸡鸭酒肉大吃大喝，大大超过脾胃的受纳和运化能力，致使食积胃肠，脘腹胀满，嗳气反酸，口出腐气，腹痛气窜，矢气（放屁）较多，甚至上吐下泻；如果经常暴饮暴食，必然会导致脾胃的伤损，临床上多表现为胃痛、腹胀、食欲减退、腹泻等病证，并可进而形成脾胃气虚、脾胃阳虚等证。

过饥，常见于有不良饮食习惯之人，遇有不合胃口的饮食，即忍饥不食；或过度偏食，而致缺少某些营养物质；或过度的减食防胖，不适当地控制饮食等，都可形成脏腑虚损，体质下降等不良后果。

饮食不洁：人们常说"病从口入"，这是很有科学道理的。有相当大一部分疾病，就是由于饮食的不清洁卫生而引起的。饮食不洁常见有两种情况：一为饮食保存不当，或保存时间过久，引起陈腐变质，甚至变生为有毒物质；二为食物污染，如常见病中的痢疾、肝炎、胃肠炎、寄生虫病、某些急慢性中毒等，都是由于饮食的不洁净而引起的。

偏食过嗜：偏食过嗜，亦属不良的饮食习惯。对于喜欢的饮食，则过量食用；对不喜欢的饮食，则往往少食，甚至拒食，结果导致营养物质失调，脏腑形体失养，甚或伤损脏腑，而致正气虚损。例如：过食生冷冰冻饮食，则损伤脾胃阳气，尤以中年以后，常致脾胃虚寒；过食辛燥温热饮食，则易伤损脾胃阴津；过食肥肉、糖食，则易致过度肥胖，生湿生痰，而易损伤心脾；尤其是过度吸烟嗜酒，既能伤损肺脏，又易败伤脾胃。特别是过度饮酒，多致食欲减退，形体消瘦，青年时胃气尚盛，尚不觉病痛，待至中年以后，脾胃败伤，湿热留聚胃肠，舌苔厚腻而腐浊，中西药皆难奏效，且常随胃气虚衰，纳食减少，或致慢性腹泻，化源不足，脏腑形体失养，加速衰老，常为老年性虚损病证的原因之一。

4.劳逸过度

在日常生活和生产劳动中，应当有劳有逸，劳逸相宜，则有益于健康。如过劳、或过逸，则又可伤损正气，导致虚损病证。

体力劳动过度：多由于劳动失于节制，或体质较弱，勉强担负力不能支的劳动。而又未能适当休息和恢复，久则多见形体疲惫，筋肉松弛，精神不振，甚至饮食不思，心悸气短，多汗自汗等证，故言"劳则气耗"，多易形成气虚、或心脾气虚证。

脑力劳动过度：正常的脑力劳动，如为国家的建设而勤奋学习，钻研思考，并注意适当的休息，不但不会伤损人体正气，反可使人身心愉快，精神振奋，思维敏捷，不断作出新的成绩。凡因劳心过度而致虚者，多为学习不得法，忧思积虑，失于节制；或仅为个人的目的，朝思暮想，积思不解，邪念缠心，致使心气浮动，心神不宁，久则易患失眠，阴血暗耗，脾胃失健，纳食减少，化源不足，进而脏腑失养，形体失充，最后形成虚损病证。

房劳过度：多为形体发育未盛而早婚，或婚后纵欲过度，或因手淫等不良习惯，均可耗损肾精，损伤肾气，甚而精关失固，导致腰痛、遗精、滑精、早泄、阳痿等，形成以肾虚性机能减退为主的病证。

闲逸过度：如过度闲逸，甚或好逸恶劳，非但无益于健康，且可使人意志消沉，形体臃肿肥胖，精神不振，筋骨痿软，肌肤松弛，气血运行不畅，久而常致气滞血瘀，血瘀脏腑，留聚经脉，而形成以虚为主，虚实相兼的病证。

5.疾病失治误治

疾病失治，多由于疾病未能及时治疗；或由于诊断未能明确，难以正确用药，以致病邪久留，耗损正气而致虚。

疾病误治：多由于辨证诊断失误，滥用作用较强烈的药物；或由于治法不当，如过用吐法、泻法、汗法等，皆能伤损正气而致虚。

6.滥用补益药物

具有补益功效的药物，本可以补虚益损，为什么还要提出补益药可以致虚呢？因为补益药物历来为医者所喜用，又为人们最乐于接受和喜服。但能正确应用补益药，却并不是一件简单的事。补药应用得法，能发挥巨大的疗效，否则常可导致弊害。

人们最熟悉而又感兴趣的补益药是人参、鹿茸，但它们往往是最易被滥用而致害的药物。例如一3岁女孩，因其体质较弱，父母自购"人参片"给其服用，初服一月，其效甚佳，患儿精神好转，食欲改善，食量明显增加，药已见效，本应减量、或停药，但其父母爱女心切，反增量服用，服至二月时，患儿出现性情烦躁，夜难入睡，好动毁物，心率加快，伴发早搏，舌质红赤，脉象细数等阴虚阳亢的病证。又一六旬的男性患者，本属阴虚体质，患高血压已十余年，经常头痛头晕，血压持续在190～160/110～100毫米汞柱，自谓体虚太甚，仅在一周之内，服鹿茸粉3克、鹿胎膏20克，即出现剧烈头痛，烦热不眠，口苦咽干，头目晕眩，鼻衄不止等症，两次出血即达300余毫升之多，而致阴虚阳亢更甚。经服大剂汤药，兼服知柏地黄丸，虽能及时止血，但诸症经治半月余才见减缓。以上病例，说明滥用补益药，药不对证，其害亦甚。特别是儿童及青壮年，需用补益药物时，应该在医师指导下应用。

7.其他因素

其他如暴力的伤损，大面积的烧伤烫伤，环境的污染等，都可以损伤人体正气，而导致虚损病证。因此，在探求病因的过程中，必须因人、因时、因地而作具体分析。

三、人体正气自衰因素

人的一生，经历了孕育、生长、发育、成熟、壮盛、衰老、死亡的自然发展过程。因此，人不能不老，更不能长生不老。人类寿命的长短，虽然与多种因素有关，但与自衰过程的早迟与快慢更为密切，因此研究人体自衰的因素，及其防治方法，就能减缓自衰过程，这对防治以正虚为主的老年性疾病，保持晚年的健康，达到益寿延年的目的，具有重要的意义。

中医学对人体自衰的研究具有悠久的历史，早在二千多年前的《灵枢·天年》中已有这样的描述："人生十岁，五脏始定，血气已通，其气在下，故好走。二十岁，血气始盛，肌肉方长，故好趋。三十岁，五脏大定，肌肉坚固，血脉盛满，故好步。四十岁，五脏六腑十二经脉，皆大盛以平定，腠理始疏，荣华颓落，发颇斑白，平盛不摇，故好坐。五十岁，肝气始衰，肝叶始薄，胆汁始灭，目始不明。六十岁，心气始衰，苦忧悲，血气懈惰，故好卧。七十岁，脾气虚，皮肤枯。八十岁，肺气衰，魄离，故言善误。九十岁，肾气焦，四脏经脉空虚。百岁，五脏皆虚，神气皆去，形骸独居而终矣。"这段论述，与现今人体的自然发展过程基本相符，一般在二十岁以前，为人体的生长发育时期；二十岁以后，四十岁以前，为人体壮年时期；四十岁至五十岁，为早衰期；六十岁以后为衰老期。人年四十，自衰征象已具，其后随人体年龄的增长，则衰老逐渐加重。人体在四十岁以前，如出现明显的衰老征象，称为"早衰"；四十岁以后，衰老程度超过自然衰老进程者，称为"过衰"。人体的早衰与过衰，常取决于先天禀赋，后天营养状况，保养是否得法，以及经济社会等条件的变化。随着经济的发展，物质文化生活的逐步提高，医药卫生知识的普及，自衰过程逐渐延缓，"年过七十"已不足为奇了。

第三章　虚损的发病与转归

虚损的发病，除与前面所讲的病因密切相关之外，在其发生、发展与转归过程中，还与下述因素有关。

一、脏腑的盛衰是发病的关键

脏腑是人体津液、营血、阴精、与阳气生发的根基，脏腑健盛，形体壮实，正气不虚，就外能抗病邪的侵袭，内则能保持脏腑功能旺盛，防止发生早衰与过衰。凡先天禀赋不足；或重病久病之后；或早衰、过衰，皆由于脏腑的伤损而内虚，成为虚损发生与发展的主要因素。例如因禀赋不足，后天失养，脏腑内虚而进一步发展为虚损病证时，在儿童则表现为形体瘦弱，生长发育障碍；成年后则多形体矮小枯瘦，智力不聪，体弱多病；随着年龄的增长，特别容易发生早衰与过衰。又如脾胃失健，加之调治失宜；或因饮食不节（不洁），暴饮暴食，就会导致食积气滞，或久泻不止，食欲减退，进食量少，饮食中营养物质随腹泻而丧失，久则脏腑失养，形体失充，津液营血阴精生化无源，阳气生发减弱，致成阴阳气血俱虚重证。因此，脏腑内虚既是正气虚损的起源，更是虚损发展转归的关键，故临床上治疗虚损方药多以补益脏腑为主。

二、邪犯人体必伤正气

当人体感受病邪时,可发生两种情况:一为邪气不甚,正气尚盛,正气尚能抗御邪气,病势就会减轻、好转,正气虽有所损伤,但一般较轻,也往往随病邪的减退而能恢复;二为正气本属不足,或因邪气太甚,正气难于抗御病邪的侵袭,则必然病势加重、病程久延,对正气的损伤也重,因此虚损病证多发生于重病、大病、久病之后。在临床治疗过程中,当正气未衰,邪气尚盛时,侧重于驱除病邪,邪不伤正,正气多能自复,故言"祛邪能护正";如正气已衰,邪气尚盛时,必须扶正与祛邪兼顾。

三、正邪相争因果为害

当人体受到病邪的侵袭时,正气就奋起与之抗争,这就是"正邪相争"。俗语说:"杀敌三千,自损八百",在正邪相争过程中,往往由于邪气太甚,或调治失宜,导致正气的进一步损伤,随着病情的发展,正气损伤越甚,则病邪就越难以驱除;邪气流连,更加损伤正气;正气越虚,则邪气伤损正气更甚,陷入恶性循环而致病程日久,病势缠绵,终至正衰邪存,或邪气虽除,但正衰难复之重危证。所以在治疗时,应根据正气与邪气的消长情况,灵活应用先驱其邪,后补正气;或先补正气，后驱病邪；或扶正与祛邪同时兼用的方法，以打破恶性循环，保护正气，阻止虚损进一步的发展。

四、虚损证型的转归

虚损的早期，病位常仅局限于一脏或一腑，或损在气、或损在血、或损在阴、或损在阳等，治疗不及时，则可变生不同的证型。在虚损的转归过程中，往往受着多种因素的影响，但最为有关的是：一为病位相邻脏腑；二为生理功能密切相关。这二者最易相互牵累而变生诸证。例如心脏与肺脏，同居上焦胸中，相互之间又有血脉紧密相连；在生理上肺主气，心主血，气血相关，不论虚损先在肺，或先在心，都可以进而相互累及，而成为心肺俱虚证。又如阴与阳之间，正常时相依相存，互为化生，保持相对的动态平衡，如任何一方有所虚损，都可以导致阴损及阳，或阳损及阴，而形成阴阳俱虚证。

虚损的转变，还与人体的禀赋，体质的偏盛偏衰，致病因素的特性，以及性别、年龄、地区、职业等不同因素有关。例如体质偏于阴津不足者，一旦感受温热燥邪，就易化热化火，高热持续，更加消损阴津，而形成阴虚证；体质偏于阳气不足者，易于感受风寒湿邪，并易于化寒伤阳，而形成阳虚证。又如婴幼儿，发育尚未成熟，形体未壮，脏腑娇嫩，气血未充，阴精未固，阳气未盛，素有"稚体"之称，一旦感受病邪侵袭，则多来势急骤，变化迅速，正气极易受到伤损，治之失误，则易致成虚损病证。人至老年，自衰之体，脏腑内虚，生机不荣，卫外失固，如因感邪，或虚甚失治，则常导致虚损重证，且难于康复。

第四章 虚损临床证型的分类

本书根据虚损的病位、病性，及虚损的程度，而拟分为下列不同的证型。

一、局限性虚损证型

（一）脏或腑虚损证型

脏或腑虚损，是指仅局限在一脏或一腑的虚损。多属虚损早期，或始终未转变。例如以损及脏腑形质为主的：心阴虚、胃津虚、肾阴虚、肝血虚等；以损及脏腑机能为主的：心气虚、心阳虚、脾气虚、胃气虚、肾阳虚等。进而脏或腑本脏腑内，气血阴阳相累互及，又可致成：心脏阴气两虚、肺脏津气两虚、肾脏阴阳俱虚等证型，皆为虚损局限于脏腑的证型。

（二）脏腑虚损相兼证型

脏腑虚损相兼证型，是指虚损病位仅涉及两脏、或两腑、或一脏一腑。多为脏或腑虚损的进一步发展，或为同时受病而致虚。如以损及形质为主者，可出现：心肺阴虚、肺胃津虚、心肾阴虚、肝肾阴虚等证型；损及机能为主者，可出现：心肺气虚、肺脾气虚、心脾气虚、脾肾阳虚等证型，都属局限性虚损范围。因其证型较多，将在其后证治中加以介绍。

二、整体性虚损证型

整体性虚损，是指涉及三个以上脏腑的虚损症；但更多的是指具有全身性证候的津液、气血、阴阳的虚损。如津液虚；血虚、气虚、气血俱虚；阴虚、阳虚、阴阳俱虚；以及由前诸虚而变生的证型，如阴虚阳亢、阳虚寒盛、阴气两虚、阴血两虚等证型，皆可属于整体性虚损范围。

三、虚损兼实证证型

虚损兼实证，即虚实相兼证，是指正气已虚，病邪尚留恋未除；或因正虚而致血瘀、气结、痰饮、食积等证；或因正气虚损，抵抗力低下，而反复感受外邪者，皆可属于正气虚损而兼邪实的证型。例如：气虚外感、血虚外感、脾胃气虚兼食积、久虚兼痰饮、血瘀、气结等，在辨证与治疗上，都不完全同于虚损，又不能专攻其邪实，常多以扶正与祛邪兼顾，始能获效。此类病证，在治疗过程中虽常与补虚扶正有关。但不属虚损病证范围，故本文不予介绍。

第五章　虚损防治概要

虚损是损害人体，妨碍生活与工作，消磨意志，使人痛苦的病证，如任其发展，往往可使劳动能力丧失，甚至危及生命。同时由于正气虚损，脏腑内虚，卫外失固，抵抗力低下，又可导致其他多种疾病的发生。因此，防治虚损，不仅对本病，而且对于其他疾病的预防，也具有极其重要的意义。现将防治的有关问题，简介如下。

一、正气内存，虚无所生

预防虚损的关键，在于"正气内存"。如何才能使正气得以内存？总的来说：一是要培育；二是要尽可能避免损伤正气。人体从胎孕时开始，就已孕育着正气，先天禀赋取决于父母的健康状况，及胎孕时的养护，如胎儿健壮，正气充盛，就能为后天打好基础。

出生以后，在婴幼，以及少年时期，正气的养护与培育，则有赖于父母的喂养得法，抚育有方。同时对有先天禀赋不足者，亦可通过后天的补养而补其不足。

到青年时期，形体已壮，脏腑已盛，此时对正气的养护与培育，则有赖于自身。首先应从日常生活作起，从饮食、劳逸、情志，以及避免外邪等诸方面加以注意，勿使太过而自损正气；一旦有所病痛，应该及时治疗，留得正气内存，则虚无所生，亦无早衰之虑。

人至四十，尤以六十岁以后，正气渐由不足而虚，由虚而渐衰，形质日渐自亏，机能日渐衰退，容易发生食积、痰饮、气滞、血瘀病证。但如能注意护养正气，选择适当的养生方法，必要时辅以适当的补益药物，亦能使正气内存，延缓自衰过程，从而达到益寿延年的目的。

二、动静结合，培育正气

"动"，是指适度的体力劳动、体育锻炼，以及思维活动；"静"，是指休息、静养、睡眠等。为什么要提倡动静结合？因为在日常诊疗中，常见到一些病员，一遇疾病即卧床不起，不读书报，意志消沉，静待病愈；另一些病员，则又不知护养正气，甚至过度劳体伤神，这两种做法，都不利于正气的康复和疾病的治疗。比较正确的做法是：正气已虚，但其证未甚时，应当有静有动，静则能休身养息，而有利于虚损的康复；动则能畅利气机，使正气复生，抗御病邪。凡属虚损重证、危证，则又当多卧床静养，避免复伤正气，耗竭生机。

"动"与"静"是相对而言，在虚损患者，以及体弱年老者，常常是静多于动，因此强调适度的动更属必要。近代提出"生命在于运动"一说，这与中医学中的养生学说是一致的。运动包括两方面的内容：一是形体的运动,诸如适度的劳动、体育锻炼、拳术等,能使形体壮实,肌肉发达,筋骨坚韧,气血畅利,卫外能力增强;二是积极的思维活动,如读书阅报、学术的探讨、创作等,也可说是大脑的运动,能够延缓大脑的衰退,而保持清晰和敏捷的思维能力。

因此,人的一生,能做到动静结合,劳逸相宜,勤于思考,习于锻炼,就能培育正气,增强抵抗力,预防疾病,减缓自衰过程,避免早衰与过衰。

三、补虚益损,扶正固本

补虚益损、扶正固本,是治疗虚损病证、指导应用药物的两大基本法则,并根据病位及证型的不同,衍生出相应的具体治则。

补虚益损:是针对人体已经出现的正气虚损,以补益方药直接补益虚损,使虚损能尽快恢复。例如补益肺气、补益心阴、补益心脾、补血、补气、补阴、补阳、补阴扶阳、扶阳益阴等,都是对虚损病证选以适当的方药予以治疗。

扶正固本:正是指正气,本是指人体生发正气之根本,即人体之元气。扶正固本是通过自我调养,或辅以补益药物,以保持和维护人体的元气,助发生机,增强抗御病邪的能力,避免正气的虚损,减缓自衰过程。本法主要适用老年及素体较弱的患者。例如,以琼玉膏补阴气不足；龟鹿二仙膏补阴阳俱虚；山药胡桃粥补脾肾等，均可用于老年体弱患者，以久服缓服而取效。

四、治疗虚损，脾肾为贵

脾、肾二脏在治疗过程中具有十分重要的作用，这是因为：

脾（包括胃在内）居于脏腑之中，胃主受纳腐熟饮食水谷，脾主转输运化水谷精微物质，人体脏腑、形体全靠水谷精微的濡养，津液气血阴精亦赖以化生，故脾胃健旺，则生机勃勃，形体壮实，所以说"脾胃为后天之本"。虚损的治疗，一为药疗，二为食养，一般多需口服，因此虽然正气虚损，只要脾胃健旺，饮食、药物能入，则虚损就易恢复。如脾胃衰败，饮食、诸药难入，正气不复、邪气更甚，常可导致不良后果，所以又有"有胃气则生，无胃气则死"的说法。因此，应特别注意保护脾胃。

肾脏位居腰部，为藏精之脏，先天禀受之精，后天五脏六腑之精，皆藏于肾，谓之"肾精"。肾精化生元阴，是人体一切物质的基础；肾精又化生元阳，是人体阳气生发以行温煦气化的源泉。肾精充沛，则人体生长发育良好，形体壮实，脏腑功能旺盛，既能保持生命的活力，又能抗御外邪、延缓自衰，故称为"先天之本"。人体正气虚损，凡损及肾者，一般多属病程较久，或病

出汗异常—虚损

情较重,所以对久虚、或久病难复,用常法治之不效者,常用补肾益精、温肾扶阳法,这也是治疗虚损的常用法则。

但是,并非所有虚损病证都要累及脾肾,临证还必须根据具体情况进行分析。

第六章　虚损的辨证与论治

现将常见的虚损证型，及其防治方法，方药的具体应用，作一介绍。

一、脏腑虚损证治

(一) 心脏虚损证治

1. 心脏生理功能简介

心脏的功能主要有二：一为主血脉，输布营血。营血之所以能日夜流动不休，循环不已，全靠心脏的鼓动，心气的推行。二为心藏神，神具体表现为神志、思维等。心神健则神志清晰，思维敏捷，精力充沛，记忆力强，睡眠良好。

心脏通过血脉与体表相连，其中关系密切，而又最易诊察的部位为舌质与颜面，心脏健盛，营血充沛，血脉畅利，就可见面色红润，舌质红活润泽。因此，凡心脏虚损病证，就会出现颜面晦暗不荣、舌质不荣。

2. 心脏虚损的常见证型与治疗

(1) 心血虚证治

证候表现：轻证心血虚，在劳动或走上坡路时，出现心跳、心慌、气短等症。重证时，稍劳即感心悸气短，乏力；兼见心烦易惊，头昏眼花，健忘，失眠等。舌质偏淡、或淡白，脉象细弱。

治疗方法：药物的应用，当以养血宁心，益气扶脾为主。

轻证可用归脾丸（附方1）每日二次，早晚各6~9克。

睡眠不深，多梦者，可兼服：朱砂安神丸、片（附方2），睡前服6~9克。

重证宜服汤药：四物汤加味

熟地黄12克　当归10克　白芍9克　川芎3克　党参12克　白术10克　丹参10克　酸枣仁10克　炙甘草3克。每日一剂，水煎三次，分三次服。

（2）心阴虚证治

证候表现：心阴虚损除见有心血虚的证候之外，兼见午后发热，唇面红赤，甚则五心烦热，盗汗，小便黄热短少，久病常见形体消瘦。舌质红赤少津，脉象细数。

治疗方法：心阴虚损，治当养阴清热，宁心安神。方可用麦冬养心汤：

麦冬15克　玉竹12克　石斛12克　丹参15克　黄连3克　酸枣仁12克　合欢皮15克　夜交藤18克。每日一剂，水煎服。第一煎宜晚上临睡前服，可增强安眠效果。

针灸疗法：

心血虚：可选肝俞、心俞、脾俞、神门。以艾灸为

主，或艾灸与针刺结合。针刺宜用中等刺激强度，留针10～15分钟。（穴位见附图）

心阴虚：可选神门、内关、三阴交。以针刺为主，适当重刺激，留针30～60分钟。心跳过速，心悸频发时，亦可自行按揉内关穴，症状也能得以缓解。

（3）心气虚证治

证候表现：心气虚轻证，多在劳动时出现心悸气短，胸闷不舒，经休息后其症可自缓。重证时稍活动即有心悸气短、多汗。兼见面色淡白不荣，体倦乏力。舌质淡而胖大，边尖多见齿痕。脉象虚软无力。

治疗方法：

轻证可用：归脾丸、或片，每日二次，早晚各6～9克。

重证可仿归脾汤加减：

党参15克　黄芪15克　白术12克　当归12克　丹参9克　酸枣仁9克　炙远志3克　五味子6克　炙甘草3克　大枣9克。每日一剂，水煎服。

危证：心气虚危证，多因心气久虚失治；或因大病重病，损伤心气所致。证候来势较急，病员常于患病过程中，突发心中动悸，惊恐不安，面色惨白，或见冷汗淋漓，呼吸短促，脉象细微而极数。此即为心气外泄，心神失藏，心气将脱之危证，治应急用生脉散。并应急送医院进一步诊治。

东北晒参3~9克 麦门冬18克 五味子9克。水煎急服。每4~6小时服一次。

病势危急，煎药不便者，亦可急用东北晒参或东北红参3~6克，切成细末服用，其效亦甚可靠。

(4) 心阳虚证治

证候表现：心阳虚除见有心气虚证候之外，尚有心胸憋闷，面色晦暗，胸痹背冷，畏寒喜温，面色苍白。舌质淡而胖嫩，舌苔白润，脉象细弱或结代。

久虚失治，进而导致心阳虚衰，其证可兼见大汗淋漓，唇面紫绀，阵发心中慌乱，肌肤发凉，肢末发冷，甚或小便不利，下肢水肿等症。危者心阳欲脱，可见躁扰不安，面色惨白，神志恍惚，冷汗淋漓，呼吸短浅，四肢厥冷，舌质紫暗，短缩难伸出口，脉或虚大而数，或细微极数，或脉律不齐，如救治失宜，则可因心阳衰竭，暴脱而导致死亡。

治疗方法：心阳虚的治疗，比心气虚较为困难。一般服药需时较久，故患者应耐心调治，才能获得较好疗效。

轻证，可用扶阳补心汤加减：

党参15克 黄芪15克 肉桂3克 丹参15克 白术12克 茯苓12克 炙甘草3克。每日一剂，水煎服。

加减：心悸心慌，多汗自汗者，宜去党参，加东北红参3~6克；夜寐不安，噩梦易惊者，宜加酸枣仁12

克、炙远志3克；胸闷憋气者，宜加瓜蒌壳9克、薤白10克；久病面色晦暗，唇舌爪甲紫暗者，宜重用丹参至20克，加赤芍9克、红花9克、当归10克；寒甚背冷肢凉，肌肤不温者，宜加制附片9～15克（先煎半小时）。

重危证：心阳虚衰，心气欲脱者，应急到医院抢救，不可耽误。方可用参附汤：

东北红参3～6克　制附片（先煎）10～15克。水煎浓汁，日夜兼服，每4至6小时服一次。

针灸疗法：

心俞、膻中、大椎、百会，宜艾条灸；内关，宜针刺，中等刺激，可留针15～30分钟。

3.心脏虚损病证的自我调养法

（1）心阴虚患者，应少食或忌食辛温燥辣饮食，如姜、葱、蒜、酒、羊肉等；心阳虚患者，应忌食一切生冷寒凉饮食，如生菜、冰淇淋等；水肿者，应酌情控制食盐的摄入。

（2）避免刺激：不论忧思郁怒等精神刺激，或是烟酒等刺激性饮食，都可加重病情。

（3）注意劳逸相宜，动静结合：虚衰较甚者，应卧床静养；尚能坚持日常工作者，应注意劳逸结合，勿使其过劳；老年患者，亦可多作散步，打太极拳等适当的锻炼。

（4）心血虚患者，可自服归脾丸，每日二次，每次

6～9克。心阴虚患者，可自服六味地黄丸，每日二次，每次6～9克。心阳气虚患者，亦可自服归脾丸；或用东北红参，每次1克左右，于晨间，或午后空腹时嚼服，多能获良好效果。

(5) 心脏虚损食疗方：

方一　桂圆红枣粥

组成：桂圆肉12克，大红枣去核10枚，红砂糖、大米淘净适量。

制法与用法：先将桂圆肉、大红枣与大米同煮熬粥，后入红砂糖调味。宜作晚餐、或佐餐常服。

功效：补心益血。心血虚损宜常服之。

方二　玉竹粥（或玉竹饮）

组成：玉竹15克，糯米洗净适量，白糖适量。

制法与用法：选用鲜玉竹为佳30克，洗净，用洁净纱布包，先煮半小时，去渣留汁；后入糯米熬成粥，加适量白糖调味。早晚作主食，或佐餐食用。

玉竹饮：玉竹250克，加水煎汁三次，每次煎30分钟左右，去渣取汁混合，小火浓缩至黏稠状，停火至温，加干燥白糖300克混匀，晒干压碎，装瓶备用。每次10克，每日三次，开水冲服。

功效：久服能养心阴，益心气。宜用于心脏气阴两虚，心气虚衰等证，尤适于热病后，或老年心脏气阴两虚证。

方三　猪心方

组成：猪心一个，朱砂3克。

制法与用法：鲜猪心剖开去瘀血洗净；后入水飞朱砂3克，撒布于猪心内，蒸熟切片食之。每晚服食三分之一，一个猪心分三晚食之。注意保鲜，每次都应蒸后食，陈腐变质不可服。

功效：补心安神。适于因心阴虚损所致心跳，心烦失眠，甚或心悸怔忡者。

4.验案介绍：心血虚病例。

林××，女性，24岁。患者两年前出现月经过多，渐至经行无定期，二十余日一次，量多色淡，常延十余日始尽，诊断为"青春期功血"；中医诊断为"崩漏"。虽经中西药治疗，病势虽有减轻，但仍未愈。此次经来已七日余，仍淋漓未尽，兼见精神困倦，气短乏力，稍劳则心慌，头晕眼花，夜寐不安。

辨证与诊断：患者崩漏久治未愈，营血耗损，心血亏虚。诊断：功能性子宫出血，继发贫血。中医诊断：病属崩漏，证属冲任失固，心血亏虚，脾胃失健。

治疗及效果：患者正值崩漏期，先当益气养血，固崩止漏。方以参芪四物汤加减：

熟地黄15克　炒白芍12克　当归9克　黄芪18克　东北晒参另煎兑服3克　白术12克　艾叶炒黑12克　侧柏叶炒12克　仙鹤草30克　炮姜3克　炙甘草6

克　阿胶（烊化冲服）15克。每日一剂，水煎服。

首方服三剂后，经血乃止。其后于每次经血来时，仍以本方服4～6剂后，经血即止；其后于缓解期，服用八珍益母丸，每日二次，早晚各9克；并嘱服归芪母鸡汤（乌骨母鸡一只、当归12克、黄芪30克，同炖食），经调治四月余，崩漏乃愈，月经渐归于常。

其后崩漏虽止，但营血虚损未复，稍劳则心跳心慌，头昏乏力，梦多纷纭，舌质偏淡，脉沉细。据其证脉，乃属营血亏损，心体失养所致。治以养血宁心，益气扶脾，方以归脾汤合四物汤加减：

党参24克　黄芪12克　当归10克　熟地黄12克　炒白芍12克　丹参15克　酸枣仁15克　五味子9克　白术12克　炙甘草6克　夜交藤18克。每日一剂，水煎。第一煎临睡前服。

二方服六剂后，睡眠好转；继服至十二剂后，诸证已基本缓解，夜能入睡，精神转佳，体力增强，舌渐转红润，脉缓有力。为固其效，继以：归脾丸，早晚各服9克调治。

（二）肺脏虚损证治

1.肺脏生理功能简介

肺脏的主要功能为主气，司呼吸。人体通过肺，吸收以氧气为主的自然界清新空气，呼出体内废浊之气。

肺主宣发肃降，通调水道。通过肺的呼吸运动，使津液得以宣发布散，内则濡养脏腑，外则润泽肌肤；并通过肺的肃降，使水道通调，体内水液得到调节。另外，肺与心脏血脉相连，肺气充沛，则有助于营血的运行。

肺开窍于鼻，外合皮毛，与大肠互为表里。肺脏健旺，肺气宣发，能温养肌肤抗御病邪的侵袭；鼻得肺气温养，则孔窍畅利，语音清晰，能知芳香、秽浊。肺与大肠互为表里，经脉相络属，故肺阴津亏损，大肠也常津枯而便秘；肺气久虚，亦可导致大肠传导失常，而发生腹泻等症。

2.肺脏虚损的常见证型与治疗

(1) 肺津虚证治：

证候表现：鼻燥咽干，呼吸不利，咳嗽不爽，干咳少痰，阵发咳嗽。舌质红赤少津，苔多黄而干。脉象细而略数、或细弦略数。

治疗方法：可用沙参麦冬饮加减：

北沙参15克　麦冬12克　玉竹12克　桑叶10克　杏仁10克　天花粉12克　芦根30克　生谷芽12克　甘草3克。每日一剂，水煎服。

加减：燥热甚者，可加黄芩10克。

(2) 肺阴虚证治：

证候表现：鼻咽干燥，干咳痰少而黏，甚则声音嘶哑，午后热甚，两颧红赤，五心烦热，咳嗽血痰，潮热盗汗。舌质多瘦小而红赤，苔黄少津，或剥苔或无苔。脉象细数。

治疗方法：方可仿养阴清肺汤法加减

生地黄15克 北沙参12克 麦门冬12克 玉竹15克 黄芩9克 胡黄连12克 桑叶10克 杏仁10克 浙贝母9克 芦根20克 生谷芽12克 甘草6克。每日一剂，水煎服。

加减：热势减后，宜去黄芩、胡黄连，加玉竹12克；咳血、咯血者，宜去桑叶，加仙鹤草20克、阿胶（烊化冲服）12克、白茅根30克。

成方：

轻证可服贝母二冬膏（附方4），每日二至三次，每次10毫升，开水冲服。

(3) 肺阴津虚的自我调养法：

①应注意气温变化，适当增减衣服，避免温热燥邪侵袭。

②饮食应避免辛温燥热食物，如酒、辣椒、姜、蒜、羊肉、狗肉等。可常食雪梨、柠檬、甘蔗、竹笋、莴笋、龟肉、淡菜等。

③避免有毒气体的侵袭，特别是吸烟，能直接熏蒸肺脏，刺激咳嗽，加重肺气不利等症。

④切忌滥用人参、黄芪、肉桂、附片、鹿茸等温热益气助阳药，用之则会助热伤阴，加重虚损，甚至导致

大咯血等危证。

⑤单方：雪梨去皮1至2个，冰糖适量，川贝粉3克。雪梨切片，合冰糖、川贝粉蒸约半小时，早晚服适量。

服汤剂症状缓解后，或于入秋以后亦可自服六味地黄丸，早晚各服6~9克，既可巩固疗效，又能预防复发。

(4) 肺气虚证治：

证候表现：肺气虚轻证，咳喘无力，气短懒言，声音低微，多汗自汗；重证可见面色㿠白，精神萎靡，稍动则俯背屈身，气短喘促，极易感冒；虚甚者，可见气息微弱，呼吸短浅难续，冷汗淋漓，肤凉脉微等危症。舌淡苔白。脉象虚软无力。

治疗方法：可用四君子汤加减：

党参18克　白术12克　茯苓12克　甘草3克。每日一剂，水煎服。

加减：多汗自汗，易患感冒者，宜加黄芪12克、五味子6克；咳嗽痰多者，宜去党参，加泡参20克、制半夏9克、炒橘皮6克、川贝粉（冲服）3克。

气虚重证：肺气虚衰欲脱者，治当益气固脱，收敛肺气。可以前方去党参，加东北红参6~9克、五味子9克。每日一剂，水煎服；危者每日可服两剂，日夜兼服，每4至6小时服一次。

(5) 肺气虚自我调养法：

①注意保暖，特别是天气变冷时，应及时增加衣被。有吸烟嗜好者，应急速戒除，以免烟毒刺激，加重喘咳，更加耗伤肺气。

②操练气功疗法中的"徒步呼吸功"，具体方法见后文气功疗法内容。

③宜多食具有温热补益作用的食物，特别是在冬季可多食羊肉、狗肉、公鸡肉之类。应忌生冷及寒凉性饮食。

④肺气久虚患者，特别是老年患者，可自服小量东北红参或东北晒参，每日一至二次，每次1克，于晨间或午后空腹时嚼服，其效最佳。或用补中益气丸（附方5），每日一至二次，每次6克。

3.肺脏虚损食疗方

方一　雪梨方

组成：雪梨（或鸭梨）新鲜大个者1~2个，冰糖适量。

制法与用法：先将雪梨洗净剥皮去心，切成薄片，放洁净容器内，加冰糖拌渍数小时，饮汁吃梨，随意食用。

功效：生津润肺，养阴清热，化痰止咳。适用于肺津虚，肺阴虚者。

方二　银耳川贝羹

组成：白银耳（野山培植者为佳）6～9克，川贝粉3克，冰糖或白糖适量。

制法与用法：先将银耳加水泡发洗净，放入容器内，加水适量，隔汤蒸1～2小时；再入川贝，冰糖或白糖，再蒸10～20分钟即可。早晚各食半量。

功效：养阴润肺，化痰止咳。适于肺阴久虚者。

方三　猪肺汤粥方

组成：鲜猪肺60克（冬日可一次用500克，以备数日之用），黄芪15克，薏苡仁30克，大米适量。

制法与用法：先将猪肺洗净，黄芪用洁净纱布包，加水适量同煮至肺八成熟后，捞出黄芪。猪肺切成细丁，再入汤加薏苡仁、大米同煮成粥，根据个人口味加调料，如盐、姜、葱或糖等。早晚食之，或为佐餐。

功效：补肺固表。久食能治肺卫气虚，卫气虚兼久咳不愈，易患感冒等证。

方四　羊肉生姜汤

组成：鲜山羊肉（或鲜狗肉）250～500克，生姜15～30克，炒食盐适量。

制法与用法：羊肉、生姜洗净切细，同煮至烂熟（煮羊肉时勿去其汤上泡沫，久煮则自然消失；去泡沫则常留腥味难食），加盐适量，常佐餐食之。

功效：扶阳散寒，养营补精。适于肺虚久病，尤以肺阳虚，肺卫失固，寒邪易犯肺卫者，冬日常服，其效显著。

4.验案介绍:肺阴虚病例。

胡××,男性,66岁,住院号60868。

患者于10余年前常因外感而致咳嗽,发病多见于秋冬。5~6年前开始,咳嗽逐渐加重,秋冬必发,多为咳嗽痰少,时见稠黏黄痰,偶见痰中带血,伴气紧气喘,鼻燥咽干,午后低热,形体逐渐消瘦等症。一月前又因受凉而咳嗽加重,兼见痰少黄稠,甚难咳出,痰中带血。其色鲜红,口干欲饮,神倦纳差,大便3~4日一次,小便黄热。既往曾患"肺结核",经治已愈。

辨证与诊断:西医诊断,慢性支气管炎伴感染,支气管扩张咯血,肺气肿。中医诊断,病属内伤咳嗽,证属肺阴虚损,兼风热犯肺,咳血。治以养阴润肺,清热化痰,辅以止血。方仿清燥救肺汤法加减:

桑叶12克　杏仁12克　薄荷9克　连翘15克　黄芩15克　麻黄6克　麦冬18克　仙鹤草30克　白茅根30克　芦根30克　甘草6克　阿胶12克。每日一剂,水煎服。

首方连服六剂后,咳嗽稍减,咳痰较利,痰血已止。继服至十二剂后,咳嗽明显好转,痰已由黄转白,但阴虚症并未见好转,治当以养阴生津,润肺止咳为主,方仿养阴清肺汤加减:

生地黄15克　麦门冬12克　北沙参12克　玉竹15

克　杏仁12克　胡黄连9克　桑叶12克　浙贝9克　芦根15克　橘皮9克　炒谷芽15克　甘草6克。每日一剂，水煎服。

兼用：大雪梨（或鸭梨）一个，去皮切片，冰糖适量拌浸。每日3～4次，随意食之。

经二方调治半月后，肺阴已渐复，病证已基本缓解，舌润有津，脉细和缓而出院。

出院后，为固其效，继服六味地黄丸，每日二次，每次6克；一月后改为每晚服9克，三月后停药。并嘱注意寒温，勿食辛热温燥之品，兼行徒步呼吸法。其后随访二年中，虽时咳嗽复发，但其证较轻且易治疗，其治亦多以养阴润肺为主而获效。

（三）脾胃虚损证治

1.脾胃生理功能简介

脾胃之间既分工又合作，胃主饮食的受纳和腐熟；脾主饮食精微（营养物质）的转输运化，主肌肉，能统血，开窍于口，其荣在唇。饮食经口腔、食道入胃，进行初步的腐熟消化，渐输入小肠，经小肠进一步消化与分别清浊，饮食中的精微物质则由脾转输运化于全身，以行营养之功；饮食中的糟粕，则下入大肠，经传导成形为大便，最后排出体外。故脾胃大小肠之间，受病则最易相互影响。

人之所以能生长发育，生命不息，均依赖于脾胃转输饮食水谷精微的充养，所以中医称脾胃为"后天之本"。

2.脾胃虚损的常见证型与治疗

(1)胃津虚证治：

证候表现：胃津虚的症状一般较轻，多见口唇干燥，口干津少，胃脘不舒，食欲减退；甚者可胃脘痞满，进食量少，或知饥而不欲饮食，或见干呕呃逆，恶食辛辣饮食，喜食寒凉类食物，大便多干燥而不爽。舌红而少津，苔多薄黄而燥。脉象或如常，或细数。

治疗方法：可用麦门冬扁豆汤加减。

麦门冬15克　北沙参12克　石斛12克　玉竹12克　白扁豆12克　生谷芽12克　生甘草3克　粳米6克。每日一剂，水煎服。

(2)脾胃阴虚证治：

证候表现：胃津虚症状持续加重，并进而可见唇枯瘦干红燥裂，口干齿燥，脘腹热痛，心中嘈杂易饥，但又饥而不欲食，食难下咽，干呕欲吐，反胃呃逆；甚则可因胃热炽盛，消灼阴津，而见消谷善饥，能食多饮，食量倍于常人。舌质多红赤而瘦，舌苔黄干，或舌光无苔。脉象细数。

治疗方法：可用益胃养脾汤。

淮山药18克　麦门冬15克　北沙参12克　玉竹12克　石斛12克　莲米12克　山楂10克　生谷芽12

克　甘草3克　糯米3克。每日一剂，水煎服。

脾胃阴虚热盛，消谷善饥，多食多饮，舌瘦红赤，脉象细数者，治当清热益胃，养阴扶脾。可用通治三消方加减：

生地黄20克　麦门冬18克　玄参15克　天花粉12克　知母9克　生石膏12克　芦根30克　生甘草6克。每日一剂，水煎服。

症缓热减后，可服玉泉丸（附方6），每日三次，每次6～9克，以巩固疗效。

脾胃阴虚，肠道失养；或老年津枯，大便燥结难解者，治宜益胃养脾，润肠通便。方可仿润肠丸法加减：

生地黄18克　玄参15克　当归12克　火麻仁30克　桃仁10克　枳壳9克。每日一剂，水煎服。

成药：可用润肠丸（附方7），或麻仁丸（附方8），早晚各服6～9克。

（3）脾胃气虚证治：

证候表现：食欲明显减退，进食量减少，偏于胃虚则食后以胃脘胀满为主，偏于脾虚则食后以腹胀为主，便溏。久病常兼面色萎黄，形体消瘦，气短懒言，肢软乏力，唇舌淡而不荣，苔白润，脉象缓而弱。

脾胃气虚久病失治，可进而导致中气下陷，其证兼见头目晕重，困倦乏力，食少自汗，脘腹坠胀，时欲大便；甚则内脏下垂，直肠、子宫脱出。舌质常见胖大，苔白黄而腻，脉象虚弱或虚大无力。

治疗方法：可用六君子汤加减

党参15克　炒白术12克　茯苓12克　半夏曲6克　陈皮6克　藿香3克　炒山楂9克　神曲6克　广木香6克　炙甘草3克。每日一剂，水煎服。

成药：可服香砂养胃丸（附方9），或健脾丸（附方10）。每日二至三次，每次6~9克。

中气下陷：可用补中益气汤加减：

党参18克　黄芪12克　炒白术12克　当归9克　升麻3克　柴胡6克　炙甘草3克　大枣6克。

加减：中气下陷重证，宜去党参，加东北晒参3克；便溏（经常稀便）者，宜去当归，加淮山药18克、茯苓15克；便血者，宜去当归，加姜炭3克、仙鹤草30克、阿胶（烊化冲服）12克。久病虚不受补，服药后反见头昏心烦，脘胀腹满更甚，面目浮肿者，宜先服六君子汤加减方，方中去党参，加泡参15~30克，待脾胃气机调畅后，然后再服补中益气汤加减方。

成药：中气下陷轻证，或服汤药后证已缓者，可服补中益气丸，每日二至三次，每次6~9克；或服补中益气合剂，每日二至三次，每次10毫升。

(4) 脾胃阳虚证治：

证候表现：面色晦暗而虚浮，口淡不渴，脘腹冷痛喜按喜热，腹部气窜走痛，矢气（放屁）较多，大便稀溏有不消化食物，肢末不温；甚可见小便欠利，膝以下水肿等。舌质多淡嫩不荣，苔白腻而滑，脉沉细或沉迟。诸症遇寒则加重，得热得温则自缓。

治疗方法：可用附子理中汤：

党参18克 炒白术12克 炮姜3～6克 炙甘草3克 制附片（先煎）10克。每日一剂，水煎服。

加减：腹痛甚者，宜加炒白芍15克；腹泻甚者，宜加茯苓15克、罂粟壳6克；腹痛即泻，泻后痛减，或服药过程中，兼口干舌红者，可酌加黄连3～6克；兼食滞、食积者，可酌加神曲3克、炒山楂6克、藿香6克，或兼服藿香正气丸（附方11），每日三次，每次9克。

成药：证缓者，可服理中丸（附方12），或附子理中丸（附方13）每日二至三次，每次6～9克。

针灸：对脾胃病，针灸治疗效果较好，亦可配合药物，其效更佳。常选穴如下。

胃俞、脾俞、大肠俞。（第一组）

中脘、气海、足三里。（第二组）

以补法为主，针与灸结合；或少针多灸。每日或间日一次，两组穴位交替应用。每穴灸5～10分钟。针刺宜中等强度刺激，留针15分钟。

3.脾胃虚损的自我调养法

（1）脾胃阴虚、胃津虚患者，可适当多食微凉多汁的水果与蔬菜，如苹果、葡萄、雪梨、甘蔗、窝笋、嫩竹笋、糯米粥、鸭肉等。应忌辛温燥辣饮食，如胡椒、辣椒、姜、蒜、羊肉、狗肉等。

(2) 脾胃阳虚、气虚患者，可适当多吃温热性饮食，如葱、姜、蒜、桂圆肉、薤白、韭菜、羊肉等。切忌一切生冷，以及油腻滑肠食品。

(3) 按摩、气功亦有较好疗效，将在后文详加介绍。

4.脾胃虚损食疗方

方一　番茄羹

组成：鲜番茄1～2个，白糖适量。

制法与服法：先将番茄洗净，开水烫后去皮，切成薄片，再加适量白糖浸渍1～2小时，随意饮汁食番茄。

功效：生津益胃。适用于脾胃阴津虚。

方二　淡菜猪肉汤

组成：淡菜30～60克，猪腿肉(半肥半瘦为佳)1～2斤，白扁豆30克。

制法与服法：淡菜水浸洗净，猪肉洗净切细，白扁豆水浸发泡，合煮至熟烂，加调料食盐适量。佐餐食之。

功效：养阴润肠，补营益血，健胃扶脾。适用于脾胃阴津虚，肠枯便秘等证。

方三　莲子羹

组成：莲子(去心)150克，芡实150克，山药

300克。

制法与服法:将三味炒熟焙干,研为细粉,装瓶备用。每次20~30克,加水适量,熬成糊状,加白糖适量食之;或以大米煮粥,粥成后再加药粉15~20克,再煮10余分钟,加白糖调味食之,每日1~2次。

功效:养胃实脾。适于脾胃久虚,脾虚泄泻等证。

方四 猪肚粥

组成:猪肚一个(250~500克),大米适量。

制法与服法:猪肚清水洗净,再加食盐15克搓揉,清水漂洗后,最后用醋20~30毫升搓揉,清水漂洗净。入水煮至七成熟后,捞出切细丝备用。大米适量洗净,加猪肚丝100克同煮成粥,加调料食之。每日1次,当餐,或佐餐食之。

功效:常食能开胃补脾。适于脾胃虚弱,食少纳差等证。

方五 猪肚温胃汤

组成:猪肚一个(约500克),胡椒3克,生姜(冬日用干姜片15克)30克。

制法与服法:猪肚同方四法洗净,切成小片,先煮至熟透,再入生姜、胡椒同煮半小时,加盐适量。佐餐食之。

功效:补脾健胃,温胃散寒。适于脾胃阳虚,胃虚寒痛,肝胃寒痛等证。

5.验案介绍：脾胃阳虚病例。

李×，男性，42岁。患者于三年前曾患"痢疾"，服药二日后证减而停药。其后常有腹痛腹泻，经服中西药物即可缓解。近一年半以来，病势加重，发作频繁，常于饮食不慎，或劳累、或受凉之后复发。尤以近半年以来，发作次数增多，重时大便脓血，一日十余次，伴形体消瘦，脘腹冷痛。缓解期亦有肛坠便溏，食少纳差，畏寒怕冷，已病休三月余。

辨证与诊断：西医诊断，慢性菌痢。中医诊断，病属久痢，证属脾胃阳虚，气血虚损，邪滞肠间。

治疗及效果：患者正值发作期，治宜温中扶阳，益气健脾，兼清其邪。方仿连理汤法加减：

泡参30克　黄芪9克　白术12克　炮姜6克　黄连9克　防风12克　炒白芍18克　藿香9克　茯苓15克　神曲12克　车前子15克　炙甘草3克。每日一剂，水煎服。

针灸：灸天枢、气海；针刺足三里，中等强度刺激，留针15分钟，加灸5分钟。每日一次。

治疗期中，禁食一切生冷及过度油腻饮食，并注意防寒保暖。

经上述综合治疗半月后，病情逐渐好转，腹泻已止，腹痛减轻，精神食欲亦有好转。但仍脘腹冷痛，时有气窜走痛，大便稀溏，舌脉未见明显好转。据其脉证，治宜温中扶阳，健脾利湿，方仿附子理中汤法加减：

东北红参（另煎兑服）6克　炒白术12克　炮姜6克　茯苓15克　炒白芍15克　神曲12克　广木香9克　炙甘草6克　制附片（先煎）12克。每日一剂，水煎服。

针灸穴位及操作同前，隔日一次。

二方连服半月（12剂）后，精神明显好转，大便已正常，尤以脘腹冷痛明显好转，舌渐红润，脉象渐和有力。其后为固其效，让其服附子理中丸，每日三次，每次6克。

经服一月后，改为每日二次，早晚各服6克；每隔二日灸天枢、气海、足三里，每穴灸5～8分钟。在其治疗过程中，曾因食猪肉汤过量而致腹泻，但不甚，经兼服藿香正气丸而愈。经坚持服附子理中丸二月后，诸证已除，但气血虚损证尚存，继以归脾合剂，每日二次，早晚各15毫升。前后调治近半年而愈，并已恢复工作。后经三年随访，病未复发。

（四）肝脏虚损证治

1.肝脏生理功能简介

肝与胆互为表里。肝脏主要功能为藏血、调血，主疏泄，主筋，开窍于目，其华在爪甲；胆主要为储利胆汁。

2.肝脏虚损的常见证型与治疗

(1)肝血虚证治:

证候表现:轻证常见在劳动之际胁部不舒,右胁隐隐作痛,或牵扯状疼痛,其痛可随劳动强度的增加而加重,平卧休息半小时左右,其痛则可自缓。久虚不复者,其痛稍劳则加重,以手按之则可稍缓,眼睛干涩,关节酸软,肢体时感麻木,爪甲淡而不荣,妇女常见月经不调。舌质偏淡,脉象细弦。

治疗方法:因于肝体病变,肝脉不畅,肝体失养而致者,治当养血调肝。可用补肝汤加减:

熟地黄12克 当归10克 丹参18克 炒白芍12克 酸枣仁12克 五味子9克 茵陈15克 木瓜12克 炒麦芽12克。每日一剂,水煎服。

(2)肝阴虚证治:

证候表现:两胁常有紧迫感,右胁疼痛明显,其痛常因情绪激动或劳累而加重,休息后即可稍缓;常兼见虚烦难眠,性急易躁,视物不明,肌肉跳动,午后发热,爪甲枯薄,手掌大小鱼际部位红赤(肝掌)或见红斑瘀点。舌质瘦小而红赤,或舌体两侧瘀斑,苔黄少津,或舌苔剥脱。脉象细弦略数。

治疗方法:治宜滋阴养血,活血调肝。可用一贯煎加减:

北沙参12克 麦门冬12克 当归10克 生地黄15

克 枸杞子12克 五味子9克 丹参18克 川楝子6克 生麦芽12克。每日一剂，水煎服。

加减：虚热甚者，暂加龙胆草10克、黄芩10克；痛甚者，加炒白芍15克、玄胡索10克；服药后腹泄者，去当归，加淮山药15克、茯苓12克；胁痛而兼胀甚者，加茵陈15克、香附子9克、郁金9克。

成药：可服六味地黄丸（附方3）；或加减地黄丸（附方14）；或杞菊地黄丸（附方15）。每日二至三次，每次6～9克。

针灸选穴：

期门、章门、阳陵泉。（第一组）

肝俞、胆俞、脾俞、三阴交。（第二组）

宜针刺，中等强度刺激，留针30分钟。每日或间日一次，两组交替应用。禁灸。

3.肝脏虚损病证的自我调养法

（1）用药要注意：肝病虚损，切忌滥用行气破气、消积逐瘀之药，如柴胡、三棱、莪术、水蛭、虻虫等攻伐药物。

（2）保持乐观情绪：凡属肝病，患者易于忧思、抑郁、恼怒，从而加重气血郁滞的程度。因此，肝病患者，就应该树立战胜疾病的信心，乐观地面对人生，才能心情愉快，坚持治疗。

（3）饮食宜忌：肝病患者，可适当多食新鲜牛奶、蛋类、新鲜蔬菜、瘦猪肉、猪肝等。糖食及动物油脂，如白糖、猪油、牛油等，适当进食则有益，过量会出现脘腹胀满，所以不宜多食。肝阴虚患者，应忌食辛燥温热饮食。肝阳虚患者，应忌食寒凉饮食。特别应注意的是，肝脏病患者应禁忌一切酒类。

4.肝脏虚损食疗方

方一　鸡肝粥

组成：鸡肝（兔肝、羊肝、猪肝等均可）50克，大米或糯米适量。

制法与服法。鸡肝洗净，加水适量，煮至半熟，捞出切碎备用；大米淘净，入鸡肝汤内熬粥，粥将熟时入鸡肝，再加姜、葱、盐、或糖。早、晚食，或佐餐食用。

功效：补肝明目。适用于肝阴血虚损，视物不清，夜盲等症。

方二　豆芽汤

组成：黄豆芽50克，调料适量。

制法与服法：黄豆芽去根须洗净，加水适量熬汤，加姜、葱、盐等。黄豆芽与汤佐餐食之。

功效：补肝气，强筋骨。适用于肝气虚，筋软乏力，脚转筋等。

方三　葡萄干方

组成：葡萄干（新疆产最佳），每晚嚼服3～6克。

或加大米适量，同熬为粥，作晚餐食之。

功效：养阴生津，补益肝阴。适于肝阴虚损，兼虚热证。

方四　鹿肉汤

组成：鹿肉（或山羊肉）150～300克，调料适量。

制作与服法：洗净切细，加生姜、盐适量，同煮至烂熟，佐餐食之。鹿肉每日食50克左右；山羊肉每日食100克左右。

功效：补肝养营，滋阴扶阳。适于肝阴虚损，肝阳久虚。

5.验案介绍：肝血虚病例。

杨××，男性，39岁。患者于十二年前患"传染性无黄疸型肝炎"，虽经治疗，但未治愈，其后常反复发作。近半年以来，常感右胁胀痛，时有隐痛，时有牵扯状疼痛，劳累后疼痛明显加重，平卧休息后即可缓解，兼见精神不振，食少纳差，矢气较多等症。

辨证与诊断：西医诊断，慢性迁延性肝炎。中医诊断，病属胁痛，证属肝血虚损，脾胃气滞。

治疗及效果：治以养血调肝，疏肝理脾（胃）。方以补肝汤加减。

丹参18克　当归10克　白芍15克　党参24克　白术15克　茵陈15克　五味子9克　香附9克　郁金12克　神曲12克　炒麦芽15克。每日一剂，水煎服。

首方连服六剂后，胁痛减轻，食欲好转；继服至一个月后，诸证明显好转，肝脏压痛已不明显，肝体已回缩至肋下1厘米，肝功尚无明显改变。继以本方加赤芍12克，服至三个月后，肝脏质地变软，回缩至肋下，肝功正常，精神尚好，舌质红润，脉和缓有力，病已基本治愈。其后为巩固疗效，继以：归脾丸，早服6克；六味地黄丸，晚服6克。

经服丸剂二个月，身体已复常态而停药。其后随访两年，身体健康，病未复发。

（五）肾脏虚损证治

1.肾脏生理功能简介

肾脏主要功能为藏精，主水、纳气，主骨、生髓，开窍于耳及二阴，其华在发。

膀胱得肾阳、肾气之助，而能化气行水，储利小便，其虚损病证的发生与治疗，常与肾脏的盛衰密切相关，故一并论述。

2.肾脏虚损的常见证型与治疗

（1）肾阴虚证治：

证候表现：腰脊酸痛，头昏耳鸣，听力减退，失眠，毛发枯萎不荣，五心烦热，盗汗，口燥咽干，男性梦遗滑精，女性月经量少、经闭，诸症常于遇热烦劳时增重，休息后可稍缓。舌质多瘦小而红赤，苔黄少津，或见剥苔，或舌光无苔。脉象沉细，或沉细而数。

治疗方法：因先天禀赋不足而致肾阴虚者，最好在儿童时期及时治疗，年龄越小，治疗效果越佳。如已成年，则疗效较差，常形成阴虚型体质，药物虽可缓解症状，但较难根治。

治疗肾阴虚，可用六味地黄汤：

熟地黄15克　山茱萸12克　淮山药15克　丹皮9克　茯苓12克　泽泻9克。每日一剂，水煎服。每剂第一煎，最好在睡前服。

加减：肾阴虚久难复者，可酌加桑椹子12克、枸杞子12克、炙龟板15克；虚热甚者，加炒知母9克、炒黄柏10克；梦遗、梦交、滑精者，加龙骨18克、牡蛎18克、五味子9克；夜难入睡，尿意频急者，加合欢皮15克、夜交藤15克。

成药：

肾阴虚：宜服六味地黄丸，或杞菊地黄丸。每日二次，早晚各服6～9克。

阴虚热盛：宜服知柏地黄丸（附方16）。每日二至三次，每次6～9克。

(2) 肾气虚证治：

证候表现：腰膝酸软，神疲易倦，小便清长，夜尿频多，尿后余沥，或遗尿失禁，性欲减退，阴茎举而不坚，早泄，遗精，妇女白带量多清稀，胎动不固，甚或滑胎、难孕。诸症可于房事或劳累后加重。舌质多淡而胖大,边尖常见齿痕,苔多白润而腻。脉象虚弱。

治疗方法:可用补肾固精汤。

枸杞子12克 肉苁蓉10克 巴戟12克 菟丝子12克 五味子9克 益智仁9克 金樱子10克 淫羊藿10克 车前子9克。每日一剂,水煎服。

成药:五子补肾丸(附方17),每日二次,早晚各服6~9克。

(3)肾阳虚证治:

证候表现:除具有肾气虚证候之外,证见畏寒怕冷、肤凉肢冷,衣被常倍于常人,极易感冒,阳痿精少,男性常精冷难育,女性常宫寒难孕,或寒凝经闭,小便清长,夜尿频多,或小便不利,大便失调;甚则多尿失禁,或少尿无尿,或尿下白浊,恶心呕吐,头痛头晕,药食难入,水蓄体内,形成胸水、腹水、全身水肿等危证。舌质多淡嫩、或胖嫩,苔多白滑。脉象沉细而弱,或沉迟无力。

治疗方法:治宜填精补髓,温肾扶阳。可用右归丸加减。

熟地黄15克 淮山药15克 山茱萸12克 枸杞子12克 杜仲12克 菟丝子10克 淫羊藿12克 鹿胶(烊化冲服)12克。每日一剂,水煎服。

加减:阴寒盛者,加肉桂3克、制附片(先煎)10克;水肿甚而兼脾胃不健者,加车前子12~15克、茯苓15克、炒白术15克；尿少、或无尿者，去肉桂，改用玉桂粉（冲服）6～9克，久衰难复者，加东北红参3～6克、鹿茸粉（冲服）50毫克。

服煎剂症状减轻，病势稳定后，可用本方制为蜜丸，每日服二至三次，每次6～9克。一般需服数月至一年以上，疗效始能稳定。

成药：

桂附地黄丸（即金匮肾气丸）（附方18），每日二至三次，每次6～9克。

肾阳虚兼水肿者，可服济生肾气丸（附方19）。每日二至三次，每次6～9克。

（4）肾精亏损证治：

证候表现：肾精亏损，病程多属较久，且随年龄的不同，表现证候也有差异。因先天禀赋不足，或婴幼时重病大病之后，发病于儿童者，其证主要表现为生长发育障碍，身材矮小，智力不佳；甚则囟门迟闭，齿牙迟生，足软迟行，语音不清，鸡胸、龟背等。成年之后，因青少年时病后失治者，多见形体瘦弱多病；成人肾精亏损失治，又易导致早衰，其证可见人虽未至四十岁，即出现容颜苍老，须发早白枯脱，齿牙松动脱落，精少阳痿，提前绝经等早衰证候。老年肾精亏损太过，其证常见形神俱衰，稍劳则气息喘促，吸短呼长，腰背疼痛绵绵不休，与气候变化无关，劳则痛增，痛可连足跟。舌质淡嫩而瘦薄。脉象沉细无力，老年亦可见虚大无力。

治疗方法：

儿童、青壮年肾精亏损者，治疗当填精补髓，扶脾补肾。可用补天大造丸法加减。

胎盘粉30克　熟地黄60克　龟板（酥炙）30克　枸杞子30克　党参（重证用东北晒参10克）30克　白术30克　淮山药30克　山茱萸30克　五味子15克　淫羊藿15克　鹿胶（入蜜同炼）15克。诸药为细末，炼蜜为丸。成人每日服二至三次，每次6～9克，儿童每次3～6克。服丸药困难者，亦可将诸药浓煎取汁；东北晒参、胎盘粉、淮山药研末入浓药汁中；加鹿胶同炼，入适当蜂蜜为膏，每日二至三次，每次5～10毫升，用开水冲服。

老年肾精亏损，骨髓失养，腰痛连足者，治当填精补髓，强筋健骨。可用补肾益精汤加减。

熟地黄18克　山茱萸12克　枸杞子12克　杜仲12克　巴戟12克　补骨脂12克　骨碎补12克　独活15克　细辛6克　淫羊藿12克　鹿胶（烊化冲服）12克。每日一剂，水煎服。症轻痛缓后，亦可制为蜜丸，早晚各服9克。

老年肾精亏损，下肢反复水肿难消者，治当填精补肾，温阳行水。可用：

济生肾气丸每日二次,早晚各服9克。

针灸疗法:

针灸对于肾脏虚损病证,能缓解症状,减轻痛苦,临证可根据患者病况配合应用。

肾阴虚:证见腰痛,梦遗精滑者,宜取:肾俞、志室、三阴交、关元。针刺宜用中等刺激强度,留针15～20分钟。禁灸。

肾气虚、肾阳虚:证见腰酸痛,畏寒怕冷,遗精、滑精,夜尿多者,宜取:肾俞、命门、气海、足三里。宜艾条灸,每穴灸5～8分钟;少针,或适当配合针刺,宜弱刺激。

肾精亏损:宜用按摩法。腰部以肾俞穴、少腹以关元穴为中心。卧位、或坐位均可,先将两掌搓热,然后搓揉穴位,先肾俞、后关元穴,直至温暖舒适为度,临睡前操作效果较好。

3.肾脏虚损病证的自我调养法

(1)肾脏虚损患者,一般患病较久,治疗时间较长,所以首先应避免急躁情绪,保持愉快心情,建立信心,遵守医嘱,配合治疗,坚持用药,就能获得良好效果。

(2)凡属肾精虚损儿童应注意加强营养,防止外感病邪的侵袭;已婚成人,应注意节制房事,切勿过度。

(3)凡对肾脏具有毒性的中西药物,均应避免应用。

以肾阴虚为主的患者,可长期小量服用六味地黄丸或杞菊地黄丸,每日一至二次,每次6克;以肾阳虚为主的患者,可经常服用五子补肾丸,每日一至二次,每次6克。两药疗效可靠,久服无害。

4. 肾脏虚损食疗方

方一 枸杞羊肾粥

组成:枸杞30克,山羊肾一对,大米适量、调料适量。

制法与服法:羊肾剖开,洗净,去筋膜,切碎;枸杞、大米淘净,同煮熬粥,加调料作晚餐食之。

功效:滋阴补肾。适于肾阴虚、肾气虚等证。

方二 狗鞭鹿肉散

组成:狗鞭(成年雄狗阴茎连同睾丸)一副,黄狗肾一对,鹿肉250克。

制法与服法:以上诸味洗净(黄狗肾剖开洗净),去筋膜,切成薄片,加少量水煮熟,再加黄酒一两,同炒焙干,研为细末,装瓶备用。每晨用红糖开水调服3克。

功效:滋阴扶阳,补肾壮阳。适于肾阴虚损,肾阳久虚,腰痛阳痿等证。

方三 羊肾药片

组成:山羊肾一个,杜仲1克,小茴香0.5克,巴戟1克,韭菜子0.5克,炒食盐适量。

制法与服法:羊肾从内侧剖开,洗净去筋膜。再将诸药与食盐入内,剖开侧用线固定,放入容器内蒸30～50分钟,去净肾内药物,保持洁净,切片嚼食,晚间服食优佳。冬日可一次制作数个,以供数日食用。

功效:补肾扶阳。适于肾虚腰痛,腰骶冷痛,性欲减退,早泄阳痿,尿后余沥,白带过多等证。

方四 羊脊髓羹

组成:羊脊髓(或猪脊髓、狗脊髓亦可)50～100克,糯米适量,调料适量。

制法:羊脊髓洗净切细,糯米淘净,同煮熬粥,随习惯加调料食之,尤宜作晚餐食之。

功效:填精补髓。适用于肾精亏损,尤其是老年自亏太甚者食之尤佳

5.验案介绍:肾阳虚病例。

谭××,男性,38岁。住院号:44848。

患者12年前,曾因"急性肾炎"治疗四月余而好转。其后数年间,曾反复发作三次。半月前病又加重,伴尿量减少至每日50毫升,全身水肿,恶心呕吐,难以进食等症。

辨证与诊断:西医诊断,慢性肾炎急性发作,肾功衰竭,继发高血压、尿毒症、水肿、贫血。中医诊断,病属水肿,证属肾阳虚衰,水浊留滞,脾胃败伤,气血

俱虚。

治疗及效果：患者病势急危，入院后中西医结合治疗，先后给以五苓散合五皮饮、滋肾通关丸、真武汤，配合脘腹按摩，艾灸中脘、足三里，以及药剂灌肠导毒等治疗；西药配合加强利尿、纠正电解质紊乱等综合疗法，经治两个月后，水肿消退，尿量增多，肾功能改善，病势好转。

其后为进一步治疗，以滋阴扶阳，健脾固肾，治本为主。方以济生肾气丸加减：

熟地15克　淮山药20克　茯苓18克　山茱萸12克　泽泻12克　炒白术18克　巴戟12克　菟丝子12克　淫羊藿15克　玉桂粉（冲服）3克　制附片12克。每日一剂，水煎服。

上方连服一个月后，全身水肿尽消，精神好转，畏寒怕冷减轻，尿量保持在每日1500～2000毫升。住院三月余，病势稳定，好转出院。

出院时，仍感畏寒怕冷，稍劳则精神困倦，尤以腰背冷感明显，舌脉仍属不足，病虽好转，但未尽善，且疗效亦未固，仍当以填精补髓，温肾扶阳，兼顾脾胃治之。方以右归丸加减：

熟地60克　枸杞60克　山茱萸30克　泽泻20克　东北红参30克　白术60克　巴戟20克　菟丝子30克　淫羊藿30克　鹿胶30克　鹿茸粉6克。

上药共为细末；东北红参、鹿茸另研，后入方；为蜜丸，每丸6克。每日三次，每次服一丸；二个月后改为早晚各服一丸。今已随访五年余，病未复发，疗效尚固，并已长期坚持半日工作。

二、脏腑虚损兼病证治

人体脏腑，脏与脏、腑与腑、脏与腑之间，有经络、血脉相通连，凡有所虚损，当病势发展到一定阶段时，则会相互累及而成兼病；或因同时受病而致虚，病位仅及于两个脏腑，而关系又较密切者，均属本章范围。

（一）心肺气虚证治

证候表现：久咳不止，心悸气短，面色㿠白，自汗乏力，舌质淡，或胖大，脉象虚软。甚则导致心肺气衰，动则气短喘促，心慌心悸，冷汗淋漓，唇面紫绀，咳唾血痰，喘促不能平卧。舌淡，脉象细弱。

治疗方法：除补心肺之气外，还应兼顾调气活血，宣肺化痰，宁心安神。可用归脾汤合二陈汤加减：

党参18克　黄芪12克　白术12克　丹参15克　当归10克　酸枣仁12克　五味子6克　炙远志6克　制半夏9克　茯苓12克　炒橘皮9克　炙甘草3克。每日一剂，水煎服。

加减：心肺气虚重证，去党参，加东北晒参1～3

克；兼见咳唾痰血者，去黄芪、远志、半夏、陈皮，加黄芩12克、杏仁10克、仙鹤草30克、阿胶（烊化冲服）12克；胸闷憋气甚者，去黄芪、当归，加瓜蒌壳10克、薤白10克。

针灸：

肺俞、心俞。以艾灸为主。每穴灸5～10分钟。

心悸心慌者，可取内关、神门。针刺，中等刺激，留针15～30分钟。或针与灸结合应用。

心肺气虚的自我调养法：

(1) 本病常与气候变化，过度劳累密切相关，多于外感风寒，或入冬以后，或劳累之后复发加重，故应注意保暖和休息。

(2) 久病者可自服东北晒参或东北红参，每日二次，每次1克，于晨间、午后空腹时嚼服；或用人参片，每次1～2片。心肺气虚患者易患感冒者，可自服玉屏风散（附方20），每日二次，早晚各3克，一般服用1个月后即可见效，可继续服2～3个月，以巩固疗效。

(3) 加强心肺功能的锻炼：除需卧床休息治疗外，凡病势已缓，或体力能支时，都可进行适当的锻炼。最好能在清晨早起，于林间空气清新之处，潜心缓行，同时有意加深呼吸，力求缓慢细长，徐呼深吸，以不致有憋气感为宜。具体方法，可参阅气功疗法中的徒步呼吸法。

(4) 心肺气虚食疗方：

方一　参芪粥

组成：党参10克，黄芪10克，大米、白糖适量。

制法与服法：参、芪洗净，切片用纱布包，先煮30分钟，去纱布药渣留汁，再入淘净大米熬粥，加白糖适量。早晚食之，或佐餐食。

功效：补益心肺，健脾固表。适于心肺气虚，心脾气虚，肺卫气虚等证。

方二　猪排人参汤

组成：猪排（连瘦肉）1~2斤，党参30克，调料（盐、姜）。

制法与服法：猪排洗净碎为小段，党参洗净纱布包，加调料煮30~40分钟后，取出纱布包去药渣，再炖至烂熟。佐餐食肉饮汤。

功效：益肺养心。适于心肺气虚，营血虚损，气血俱虚。

验案介绍：心肺气虚病例。

余××，男性，60岁，住院号：51456。

患者十六年前开始，常易感冒而咳嗽，其后逐渐加重，每入冬以后即患咳嗽。六年前咳嗽逐渐加重，稍劳则气短心累，多汗乏力，甚时气短喘促，心慌多汗。一月前因受凉病发，咳嗽痰多，黄白相兼，气短喘促，心累心慌，不能平卧，稍活动则多汗，伴胃纳不佳，饮食量少。

辨证与诊断：西医诊断，慢性支气管炎伴感染，肺气肿，肺心病，轻度心衰。中医诊断，病属内伤咳嗽，肺胀。证属：心肺气虚，卫气失固，痰湿壅肺，营血郁滞。

治疗及效果：先以益气养阴，清肺化痰，标本兼顾。用生脉散合参苏饮加减：

泡参30克　麦门冬18克　五味子9克　苏叶9克　杏仁12克　炙麻黄9克　紫菀12克　款冬花12克　黄芩15克　法半夏9克　甘草6克　川贝粉（冲服）6克。每日一剂，水煎服。

连服六剂后，咳嗽较利，呼吸稍畅，余证未减，继以补肺益心，宣肺化痰，辅以调气治血，宁心安神。方以归脾汤合二陈汤加减：

党参24克　黄芪12克　白术15克　丹参15克　酸枣仁15克　炙远志9克　法半夏9克　茯苓12克　炒橘皮9克　炙甘草6克　川贝粉6克。每日一剂，水煎服。

东北晒参于晨间、午后，空腹时，各嚼服1.5克。

上方在服用过程中，偶见黄痰时，加用黄芩12克。连服十二剂后，精神好转，咳嗽减少，下肢水肿已消，唇舌青紫明显消退，已能平卧，心率90次/分，呼吸较畅利。病证已缓，当以扶正固本，补益心脾，健脾固表为主。用生脉散合玉屏风散加减：

党参24克　黄芪18克　麦门冬15克　五味子9克　炒白术15克　茯苓15克　法半夏9克　炒橘皮9克　炙甘草6克　大枣四枚　肉桂3克。每日一剂，水煎服。

继服东北晒参，用量与服法同前。

本方连服至一个月（24剂）后，诸症好转。

（二）心脾两虚证治

证候表现：心慌心跳，记忆减退，夜寐不安，噩梦易惊，食欲不振，食后脘腹胀满，大便溏泻，肢软乏力，舌质淡白不荣，苔多白腻。脉象细弱。

治疗方法：益气扶脾，养血宁心。方用归脾汤。

党参18克　黄芪15克　炒白术12克　茯神10克　当归12克　酸枣仁12克　炙远志3克　龙眼肉9克　广木香9克　炙甘草3克　生姜二片　大枣3克。每日一剂，水煎服。

加减：大便稀溏者，去当归、生姜，加丹参15克、炮姜1克；失眠甚者，加合欢皮15克、夜交藤15克；有出血或崩漏者，去龙眼肉、生姜，加仙鹤草20克、阿胶（烊化冲服）12克；经少、经闭者，加丹参15克、熟地黄12克。

成药：轻证或为巩固疗效，可用：

归脾丸（片），每日二次，早晚各9克。

针灸：

心俞、脾俞。(第一组)

神门、足三里。(第二组)

针刺加艾条灸，针刺用中等强度刺激，留针15分钟；艾灸每穴5～8分钟，每日或间日一次，两组交替应用。

心脾两虚的自我调养法：

(1) 注意休息，避免从事力不能及的体力劳动，并应节制思虑，按时入睡，使神志安宁，以利于虚损的康复。

(2) 饮食既要富于营养，又要适量。在治疗中应辅以开胃健脾方药，逐渐增加食量。

(3) 可自服小量归脾丸，每日二次，每次6克；或自服小量东北糖参，每次1克，可于晨间或午后空腹时嚼服。

亦可用艾条灸足三里。初时每日一次；病情减轻后，每周二至三次，最好能在临睡前灸，每次左右两穴，每穴宜灸10～15分钟。如能配合清晨嚼服东北晒参1克，则其效更佳。

(4) 心脾两虚食疗方

方一　山药桂圆粥

组成：淮山药100克、桂圆肉60克、薏苡仁60克、莲米30克、芡实30克、白扁豆60克、白茯苓30克、百合60克，大米、调料适量。

制法与服法：诸药烘干，研为细粉，装瓶备用。大米洗净加水煮，米熟透后，加药粉15～20克，熬至成粥，再加红糖适量（不喜甜食者，可加猪油、盐、姜、葱）。早晚作主食，或佐餐食之。

功效：健脾益胃，养营补心。适于脾虚泄泻，心脾两虚，小儿虚弱等证。

方二　参圆蜜膏

组成：党参250克、桂圆肉120克、蜂蜜250克。

制法与服法：党参、桂圆肉加水同煎，每次煎30～40分钟，共三煎取汁混合浓缩，略成黏稠状时，再入蜂蜜，小火熬成膏，装瓶备用。每日二次，每次一汤匙，开水冲服。

功效：益气补脾，养营补心。适于脾胃气虚，心血不足。

验案介绍：心脾两虚病例。

王×，女性，41岁。患者三年前开始出现腹泻，时缓时发。两年前形体逐渐消瘦，精神不振，食欲减退，稍劳则感心悸气短。近半年以来，前证加重，腹泻每日2～3次，腹痛不显，大便稀糊状；饮食稍有不慎，或食生冷瓜果等品，则腹泻加重，甚者每日达十余次之多。兼见心悸气短，稍劳则心慌多汗。每餐进食1～2两，食后胃脘胀满，夜寐不安，多梦易惊等症，曾三次住院诊治，虽有缓解，但其效不固，仍反复发作。

辨证与诊断：西医诊断，功能性慢性腹泻。中医诊断，病属泄泻，证属脾胃虚衰，心脾两虚，气血不足。

治疗及效果：久病患者，因脾胃虚衰，纳少食减，运化传导失常，致生诸证。治当先以扶补脾胃，涩肠止泻为主。用参苓白术散合理中汤加减。

泡参30克　黄芪15克　炒白术12克　炮姜6克　淮山药18克　芡实15克　莲米15克　炒白扁豆12克　粟壳6克　车前子15克　炙甘草6克。每日一剂，水煎服。

东北红参，晨间、午后空腹时各嚼服1.5克。

治疗期中，忌食一切生冷（包括水果在内）及不易消化饮食；并配山药桂圆粥服食。煎剂随病情略有加减，经综合治疗一个月（24剂）后，精神渐有好转，食欲有所改善；继服至两个月后，大便逐渐减至每日1~2次，便渐成形。其后加服附子理中丸，早晚各6克，继服一个月后，腹泻已止，诸证皆有好转。但心脾之虚尚未复，为进一步固效，拟以益气扶脾，养血宁心。用归脾汤加减：

党参30克　黄芪24克　炒白术12克　丹参18克　桂圆肉9克　酸枣仁12克　炙远志6克　淮山药15克　茯苓15克　炙甘草6克　大枣四枚　肉桂3克。每日一剂，水煎服。

并嘱逐渐增加瘦肉汤、瘦母鸡汤（汤肉同吃），少量多次，佐餐食之。

二方服后，方药能受，经服一月后，精神明显好转，夜能安眠，唇面渐有红润色，脉较前有力。其后停服煎剂，再以：归脾丸，每日三次，每次6克。

经服月余后，诸虚已复，自感良好，二便如常，舌红润，脉缓有力后停药。其后嘱其特别注意调理饮食，切勿过饥过饱，以巩固疗效。一年后随访，身体健康，心情愉快，能胜任工作。

（三）肺脾气虚证治

证候表现：短气乏力，咳嗽多痰，痰白清稀，食量减少，食后则脘腹胀甚，大便稀溏，甚则足面浮肿。舌质淡白而胖大，苔多白润。脉象细弱。

治疗方法：久病肺脾俱虚者，治当补肺扶脾，利湿化痰。可用六君子汤合二陈汤加减。

党参15克　黄芪12克　炒白术12克　茯苓12克　五味子9克　制半夏9克　炒橘皮6克　生姜二片　炙甘草3克　大枣6克。每日一剂，水煎服。

成药：

肺脾气虚轻证，可服：香砂养胃丸，每日二至三次，每次6～9克。

肺脾气虚重证，可服：补中益气丸（或片剂、合剂），每日二次，早晚各6～9克。

肺脾气虚，卫气不固，易反复感冒者，可服：玉屏风散（附方20），每日二次，早晚各服6克。

针灸：

肺俞、脾俞、百会。（第一组）

中脘、气海、足三里。（第二组）

针刺与艾条灸结合，针刺用弱刺激，留针5～10分钟；艾灸每穴5～8分钟。对久虚体质较弱者，以艾条灸为主，每次每穴灸5～8分钟。每日、或间日、或每周三次，两组穴位交替。

肺脾气虚的自我调养法：

(1) 及时加减衣被，特别是背部、腹部要避免受凉，并可配合气功疗法。

(2) 饮食既要富于营养，又应注意饥饱相宜。荤腥油腻食物及酒类，容易伤损脾胃，应当禁忌。

(3) 可选用香砂六君子丸、补中益气丸等，小量久服，可用治疗量的二分之一。肺脾气虚重证，可用东北晒参，或东北糖参如前法。

(4) 肺脾气虚食疗方：

方一　人参扁豆粥

组成：党参15～30克，白扁豆250克，大米、调料适量。

制法与服法：白扁豆小火烘炒，研为细末，装瓶备用。党参切片，洁净纱布包，加水煎30分钟，取去纱袋药渣后晾干（次日可再用一次），入淘净大米于药汁中，米煮至熟透后，再入白扁豆粉15克，熬至成粥，加调料（红糖适量，或盐、猪油、姜、葱），早晚服食。

功效：益气补肺，健脾开胃。适于肺脾气虚，或脾虚腹泻，大病后气虚食少等证。

方二 黄芪大枣粥

组成：嫩黄芪12~20克，大枣12克，大米适量。

制法与服法：黄芪切片纱布包，大枣去核切碎，加水同煮30分钟，取出黄芪晾干（次日可再用一次），大米淘净入药汁中，同煮成粥，再加调料（红糖，或盐、猪油、姜、葱）。早晚作主食，或佐餐食之。

功效：补肺固表，健脾养营。适于肺脾气虚，兼表卫失固，多汗自汗，易感风寒等症。

方三 八宝粥（饭）

组成：芡实、山药、莲米、白扁豆、薏苡仁、桂圆肉、大枣去核、红糖各6克。

制法与服法：以上诸味，与淘净大米、或糯米同煮为粥；或蒸为米饭。早晚作主食，或佐餐食之。

功效：实脾养营，补肺固表。适于肺脾气虚，脾虚泄泻，心脾两虚等证。

(四) 肺肾阴虚证治

证候表现：干咳痰少，腰痛膝软，午后低热，男性常兼见性欲亢进，梦遗滑精，女性常兼见经量减少，舌质多红瘦少津，苔黄或剥苔，脉象细数。病势重者，则可见形体枯瘦，呼吸短促，咳嗽阵发加重，夜半咽干，声音嘶哑，痰中带血，两颧红赤，虚烦难眠，潮热盗汗，五心烦热，咳血咯血，小便黄热短少。

因先天禀赋不足，或婴幼时患重病大病后调治未能及时，而致肺肾虚损者，其中部分发作为哮喘病。多自幼即发病，常因受凉受寒，外邪引动，出现气紧气急，阵发性呼吸困难，吸短呼长，胸闷憋气。

治疗方法：

（1）肺肾阴虚：治宜滋肾养肺，润肺止咳，清热化痰。可用麦味地黄汤加减。

生地黄15克　麦门冬12克　五味子6克　玉竹12克　石斛12克　桑叶9克　杏仁10克　胡黄连10克　芦根20克　生谷芽12克　甘草6克。每日一剂，水煎服。

加减：虚热盛者，可暂加炒黄柏9克；兼咳血、咯血者，去五味子、桑叶、杏仁，加仙鹤草30克、白茅根30克、阿胶（烊化冲服）12～15克。

成药：

症情不急，或经服汤剂减轻，其症未尽，或尚需巩固疗效者，可服麦味地黄丸（附方21），以滋肾敛肺，早晚各6～9克；兼服贝母二冬膏，以润肺化痰，日服三次，每次5～10毫升，开水冲服。

（2）肺肾虚损致哮喘：

发作期：治当降逆平喘，化痰止咳，治其标以缓其势。可用定喘汤加减。

炙麻黄9克　白果肉（炒）10克　桑白皮9克　苏子6克　苏梗9克　杏仁9克　黄芩10克　款冬花9克　制半夏9克　枳壳9克　甘草6克。每日一剂，水煎服。

发作期，或缓解期：均以填精补髓，养阴润肺，滋肾纳气法，以治其本。可用河车大造丸。

胎盘粉30克　炙龟板60克　熟地黄90克　杜仲30克　天门冬30克　党参30克　麦门冬30克　五味子15克　盐水炒黄柏12克　怀牛膝30克（本方为中成药，有市售品。在此所附剂量，为原方的半量，应用时可根据服用量需要，酌情按比例增量）。

加减：对久病体质较弱，阴损及阳，气虚较甚者，宜去党参，加东北晒参或东北红参15克。

诸药烘干，研为细末，炼蜜为丸。用法：哮喘不论发作或缓解期，均可服用。首次服药为每日二次，早晚各服9克，儿童减半，一般服用2至3个月，即可显效；其后可减为每晚服6～9克，继服月余，疗效巩固后即可暂停。以后于每年哮喘易发季节前一个月，作预防性服药，每日一至二次，每次6～9克，一般需服两个月左右，多数患者一般经二至三年的治疗，基本可获痊愈。

(3) 肺肾虚损，因老年自衰太过而致者，其证常以喘为主，稍劳则气短喘促，吸短呼长，多汗自汗，脉沉细弱。

偏于肺肾阴虚者，治当填精补髓，滋肾纳气。方可用：麦味地黄丸，每日二次，早晚各6～9克。

偏于肺肾阴虚，又兼肾阳不足，肾不纳气者，治当滋肾润肺，温肾纳气。方可用：左归丸（附方22），每日二次，早晚各6～9克。

喘甚者，可兼服：黑锡丹（附方23）。每日一至二次，每次3～5克；重证者，每次可服至9克。

肺肾阴虚的自我调养：

(1) 应特别注意冷暖变化，避免伤风感冒，减少复发。

(2) 饮食或药物，均应避免辛温燥热之品。宜多食味淡、性偏凉食品，如雪梨、甘蔗、柿饼、海带、淡菜、鸭肉等。

(3) 可自服小量麦味地黄丸或六味地黄丸，每晚服6～9克。

(4) 肺肾阴虚食疗方：

方一　银耳雪梨羹

组成：银耳3克，雪梨（或大鸭梨）一个，百合6克，冰糖适量。

制法与服法：雪梨去皮核，切细薄片。银耳、百合，先用温水泡发洗净，加水适量，或蒸或煮约40分钟~1小时，待熟软后，再入雪梨片、冰糖，再蒸10余分钟即可。早晚服食约小半碗，或凉或温，可随意选之。

功效：滋阴养营，补肾润肺。适于肺肾阴虚，阴虚咳嗽，久病咳血咯血等证。

方二 虫草鸭子汤

组成：冬虫夏草3~6克，鲜壮肥母鸭（以喂养两年以上为佳），调料。

制法与服法：冬虫夏草水微浸洗净；母鸭去毛、头足、内脏，洗净后将虫草放于鸭腹腔内，用线缚紧剖口，加水适量，小火煮至烂熟后，去虫草、缚线，再加调料（或盐、或冰糖均可，但不能加姜、蒜、胡椒、葱等）。早晚适量，佐餐食之。

功效：滋阴补肾，润肺止咳。适于肺肾阴虚，久病痨咳等证。

方三 百合粥

组成：百合15克，糯米1~2两，白糖或冰糖适量。

制法与服法：百合温水泡发洗净，加水煮至熟软，再入糯米熬成粥后，加糖适量。早晚各服一小碗。

功效：久食能滋肾润肺。适于肺肾阴虚，尤宜于老年肺肾阴精（津）亏损。

方四 胡桃肉方

每晚临睡嚼服胡桃肉（仁）1～2个。久服能滋肾润肺纳气。老年常服，可减缓自衰。

验案介绍：肺肾阴虚哮喘病例。

罗×，女性，19岁。住院号：13725。

患者于五岁因受凉咳嗽，而兼见哮证，其后渐有加重之势。三年前哮喘发作频繁。近一年以来，常一月之内数次发作，每次可持续数日，服氨茶碱、麻黄素，增至常用量3～4倍，亦难控制其发作，曾用强的松及多种中成药调治，亦未能奏效。

辨证与诊断：西医诊断，支气管哮喘。中医诊断，病属哮喘，证属肾精亏损，肺卫气虚，肺肾俱虚。

治疗及效果：入院后，患者正值哮喘发作期，先以降逆平喘，清热化痰为主，方以定喘汤为主加减；并配合针刺膻中、天突、喘息；发作甚时静脉注射氨茶碱，经上述综合治疗后，病势有所缓解，已能平卧。其后以麦味地黄汤加减，但经治至半月时，病又复发，其证如同入院时。仍以前诸法治之，并加服河车大造丸，每日三次，每次6克，服至一个月时，病势明显好转，虽时有小发作，但不需其他药物而能自缓。住院月余，病势好转出院。

出院后，停服煎剂，仍继服河车大造丸，每日二次，每次9克。经服三个月后，病势明显减缓，哮喘已停止发作，心率已复常（72次/分），自感良好。为固其效，继以河车大造丸，每晚服9克，继服二个月后，疗效尚固而停药。随访已十年余，病未再发。

（五）心肾阴虚证治

心脏阳气充沛，心火下降，则能助肾以寓阴行水；肾脏阴精充沛，则能上济心火，而不致心火亢盛太过。

肾阴亏损，无以上济心火，心火亢盛，可致心神失藏；或因虚热为患，扰动心神，亦可致心神失藏。或心阴亏损，心火亢盛，下灼肾阴，扰动精室，而致肾阴亏损，精关失固。所以心肾二脏久虚，相互累及，水火失调，而成心肾不交证候。

证候表现：心悸健忘，腰膝酸痛，头晕耳鸣，虚烦难眠；甚则口干咽燥，心悸怔忡，唇赤颧红，潮热盗汗，性欲虚亢，梦遗早泄。小便黄热，失眠时尿意尤为频急，大便燥结。舌红无苔，脉细数。

治疗方法：

（1）心肾阴虚，虚热炽盛者，治当滋肾养心，清热育阴，安神定志，交通心肾。可用黄连阿胶鸡子黄汤合酸枣仁汤。

生地黄15克　朱砂拌麦门冬18克　丹参15克　黄连3克　黄柏6克　酸枣仁15克　生牡蛎20克　合欢皮12克　夜交藤15克　龟板（先熬）15克　鲜鸡蛋黄一个。

每日一剂，水煎。每剂第一煎于临睡前煮开稍冷后，冲入蛋黄，捣化服；第二、三煎，可于晨间、午后时服。

(2) 心肾阴虚，虚热不盛；或服煎剂后，热减症缓者，治当养阴清热，宁心安神。服药宜缓，可用：

知柏地黄丸，每日二次，早晚各6～9克。

朱砂安神丸，心烦失眠者，晚睡前服6～9克；睡眠尚好者，可不服。心跳心悸明显者，可每日服二至三次，每次3～6克。

(3) 心肾阴虚，经上述治疗，热除症缓，但心肾之阴未复，疗效未巩固者，治当以滋肾养心，治其本而固效。方可用：

麦味地黄丸，或六味地黄丸。每日二次、或每晚一次，每次6～9克，久服则效固。

针灸疗法：

神门、内关、三阴交。

宜针刺，刺激强度可适当增大，留针30分～1小时。心烦失眠者，临睡前针刺，其效更佳。

腰痛、遗精者，可加刺肾俞、志室、关元。针刺以中等强度为宜，留针15～30分钟。

凡心肾阴虚，皆应忌灸，以免助热伤阴。

心肾阴虚的自我调养法：

(1) 环境宜安静，要节制思虑，静心调养，避免心情激动，以及不良刺激，并可配合内养功，或放松功，使神志潜藏。

(2) 避免一切辛温燥热饮食,宜适当多食微凉滋阴等食品。

(3) 凡属辛温益气助阳方药,如人参、黄芪、肉桂、附片、鹿茸、杜仲、巴戟、淫羊藿等,及其所制成药,均应慎用。

(4) 节制房事。

(5) 心肾阴虚食疗方:

方一　小米黑豆粥

组成:小米30克,黑大豆15克,糯米适量,白糖或冰糖适量。

制法与服法:黑大豆碾碎除皮,先煎黑大豆、小米,待熟透后,再入淘净糯米熬成粥,加糖适量。每晚食一小碗。

功效:滋阴养营,补肾养心。适于心肾阴虚;老年久服能减缓心肾阴血自亏。

方二　糯米绿豆粥

组成:糯米适量,绿豆10～15克,白糖或冰糖适量。

制法与服法:绿豆洗净,加水同煮至绿豆开裂后,再入淘净糯米,同煮熬为稀粥,加糖适量。宜作晚餐食之。

功效:养阴清热。适于阴虚发热,心肾阴虚,暑热伤津等证。

方三　龟肉膏

组成：大乌龟3～4斤，蜂蜜2斤。

制法与服法：乌龟去头放血，除内脏，洗净，加桑枝6～10克（以鲜嫩为佳，粗如铅笔，长1～2寸，洗净）同煮，待龟骨松软后，即取出桑枝，小火久煮将成糊状；再加蜂蜜同炼为膏，装瓶备用。早晚一汤匙，开水冲化服。本品宜冬日制备，冬日服食；夏日制备，则应盛于能受热容器内，每3～5日再煮一开；亦可放入冰箱内保存。总以能保鲜，不变质为准。

功效：填精补髓，滋阴养营。适于阴精亏虚，肝肾阴虚、心肾阴虚等证。

验案介绍：心肾阴虚病例。

刘××，女性，56岁。住院号：6193。

患者五年前出现失眠，腰膝酸软，偶有血压偏高，常服中西药物，其证时缓时复。近一年以来，前证加重，同时出现阵发心前区刺痛，每日发作2～4次，每次持续约十余分钟至1小时，兼见胸中烦热，午后热甚，口燥咽干，夜难入睡，腰膝痠痛，下肢乏力，大便燥结，4～5日一行，小便黄少，失眠则次多量少，尿意急迫。有吸烟、饮酒史30年。

辨证与诊断：西医诊断，冠状动脉硬化性心脏病。中医诊断，病属心痹，证属心肾阴亏，心脉瘀阻。

治疗及效果：先以养阴清热，宁心安神，辅以活血化瘀。方以黄连阿胶鸡子黄汤合酸枣仁汤加减：

生地黄15克　朱砂拌麦门冬24克　玉竹15克　石斛15克　丹参30克　赤芍12克　黄连9克　酸枣仁15克　生牡蛎24克　合欢皮24克　夜交藤30克　鲜鸡蛋黄一个。每日一剂，水煎服。每剂第一煎冲鸡蛋黄，临睡前服。

心绞痛发作时，或以针刺内关穴，中等刺激；或舌下含化硝酸甘油片，于2～5分钟后即缓解。

首方服至十二剂后，热势稍减，大便畅利后，去鸡蛋黄，加瓜蒌壳9克，连服一个月后，诸证明显减轻，虚热已减过半，精神好转，食欲转佳，夜能安眠，心痛发作间隔延长，1～2日内偶有一次小发作，不需处理而能缓解，舌质虽仍红瘦，但舌已润而苔渐复生，脉亦趋和缓。治仍本前法加减：

生地黄15克　朱砂拌麦门冬24克　玉竹15克　石斛15克　丹参30克　当归12克　赤芍12克　酸枣仁（打细）12克　五味子9克　生谷芽12克　合欢皮18克　夜交藤24克。每日一剂，水煎服。每剂第一煎临睡前服。

二方服药过程中，未见不良反应，其间略有加减，连服一个月半（39剂）后，临床症状基本消失，能自行上下五楼亦无不适，舌质已红活有津，苔已复生薄白苔，脉象和缓。心电图：窦性心律不齐已消失，S-T段未见明显改变，心肌缺血征象已消失，住院两个月余，明显好转出院。

(六) 心肾阳虚证治

证候表现：见稍劳即心慌多汗，心悸怔忡，腰膝沉重，早泄阳痿，小便量多清长，夜尿尤多；甚则心肾阳衰，唇色苍白，面色瘀晦，精神萎靡，心中动悸，喘息难于平卧，畏寒肢凉，小便不利，下肢水肿；危者可见唇面紫绀，爪甲青紫，呼吸短促，心慌烦乱，神志恍惚，小便不利，胸水、腹水或全身水肿。舌质淡嫩，或见瘀紫，舌苔多白而腻滑。脉象沉细而弱，或见沉迟；心肾衰危者，亦可见沉微欲绝。

治疗方法：根据虚损的不同程度，可分如下。

(1) 心肾阳衰重证，兼寒盛而水肿者，治当扶阳补心，温肾利湿。可用参附汤合五苓散加减：

东北红参3~6克　制附片（先煎）9~12克　炒白术15克　茯苓15克　泽泻12克　车前子12克　玉桂粉（冲服）6克。每日一至二剂，水煎服。

(2) 阳复寒减，水肿消退，症状缓和后，则应审其病之先后，原发病于心，而后累及于肾者，治当补心扶阳，调气活血，宁心安神；久病可兼活血化瘀。可用归脾汤加减。

党参18克　黄芪15克　白术12克　桂圆肉10

克 当归10克 丹参20克 酸枣仁12克 五味子9克 杜仲12克 巴戟12克 淫羊藿12克 肉桂6克。每日一剂，水煎服。

原发病于肾，而累及于心者，治当温肾扶阳，调气行血，宁心安神。可用桂附地黄汤加减：

肉桂3克 制附片（先煎）9克 熟地黄12克 淮山药15克 茯苓12克 党参18克 白术12克 丹参15克 杜仲10克 菟丝子12克 淫羊藿12克。每日一剂，水煎服。

(3) 心肾阳虚，证势不甚；或治疗后症状减轻，用于巩固疗效，防其复发者，可用中成药：

早晨服归脾丸以补心，每次服9克。

晚上服桂附地黄丸以补肾，每晚服6～9克。

心肾阳虚的自我调养法：

(1) 心肾阳虚，本属虚寒，常因感受寒邪，而致病势加重，故应注意保暖。

(2) 可适当多食温热性饮食，如桂圆、胡桃肉、牛奶、羊肉、狗肉、公鸡肉等。凡属一切性凉饮食，应当禁忌，以免损伤阳气。

水肿期间，应适当控制水、盐的摄入量。水肿甚者，必要时可短时期忌盐。

(3) 气功疗法对心肾阳虚有一定的效果，选用内养功较为适宜。

(4) 心肾阳虚食疗法：

方一　羊肉姜汤

组成：山羊肉1～2斤，生姜30克。

制法与服法：羊肉洗净切细，生姜去皮切成厚片，加水煮至烂熟，加盐适量；水肿者应不加盐或少加盐，或加适口调料亦可。食肉饮汤，宜晚餐时佐餐食之。

功效：温阳散寒，养阴益营，补益心肾。适于肾阳虚、心肾阳虚兼虚寒证，尤宜于冬季食服。

方二　鲫鱼汤

组成：鲜活鲫鱼半斤，调料适量。

制法与服法：鲜鱼去鳞除内脏，洗净，加水适量，煮熟稍熬，再加生姜、葱白、无盐酱油适量。食肉饮汤，早晚各半，或佐餐食之。

功效：滋肾利水，健脾除湿，养营补心。宜于脾肾阳虚、心肾阳虚，兼水肿证。

(七) 脾肾阳虚证治

证候表现：食欲减退，食后腹胀，或脘腹冷痛，腰背冷痛，倦怠乏力，畏寒肢冷，气短懒言，小便量多清长，夜尿尤多，大便溏泻；甚则五更泄泻，全身水肿。舌质淡嫩，苔多滑腻。脉象细弱。

治疗方法：

(1) 脾肾阳虚，久病泄泻，或泄泻较甚者，治宜扶脾补肾，温中固摄。可用附子理中汤加减：

制附片（先煎）10克　党参（重证用东北红参3～5克）18克　炒白术10克　炮姜6克　茯苓15克　罂粟壳6克　炒白芍12克　藿香9克　车前子12克　炙甘草3克。每日一剂，水煎服。

(2) 脾肾阳虚，水湿不化，留聚而致水肿者，治当温肾扶脾，助阳行水。可用参附汤合五苓散加减：

处方见前文心肾阳虚附方。

(3) 脾肾阳虚，经治疗后，泄泻已止，水肿已消，但虚损尚未恢复者；或脾肾阳虚，证势较缓，而又无兼证者，治宜温肾扶脾。可用温肾扶脾汤：

党参15克　黄芪12克　炒白术10克　炮姜3克　淮山药15克　茯苓12克　杜仲10克　巴戟10克　淫羊藿12克　鹿角霜10克。每日一剂，水煎服。亦可倍量为蜜丸，每日服二至三次，每次6～9克。

(4) 中成药：偏于以脾胃阳虚为主者，可服附子理中丸；偏于肾阳虚为主者，可服桂附地黄丸；脾肾阳虚兼水肿者，可服济生肾气丸。用量均可每日二至三次，每次6～9克。

针灸：

脾俞、肾俞、命门、大椎。（第一组）

中脘、气海、天枢、足三里。（第二组）

以艾条灸为主，每穴灸5～8分钟；亦可辅以针刺，针刺以中等强度刺激，留针10～15分钟。每日、或间日一次，两组交替应用。

脾肾阳虚的自我调养法：

(1) 饮食对本证尤为重要，宜食性温热而又易于消化饮食，可适当多食如蛋花、牛奶、瘦肉汤等。应忌生冷寒凉，及油腻滑肠饮食；尤应忌酒，及暴饮暴食。

(2) 本证病程较长，易于反复，患者要遵从医嘱，配合调养治疗。可自灸中脘、气海、足三里等穴；同时可配合气功中的内养功，则多能收到良好疗效。

(3) 脾肾阳虚食疗方：

方一　珠玉二宝粥

组成：淮山药60克，薏苡仁60克，柿霜饼24克。

制法与服法：先将山药、薏米捣细，煮至烂熟，再将柿霜饼切碎，调入煮化，随意服之。或以山药、薏米倍量烘干研粉，装瓶备用。每次用15～20克，柿饼切细，大米煮粥，米熟后加入同熬为粥，或作主食，或佐餐服食亦可。

功效：益胃养脾，渗湿止泻。适于脾胃久虚，泄泻难止，配合药物调治。

方二　荔枝粥

组成：干荔枝肉20～50克，淮山药、莲米各10克，大米、调料适量。

制法与服法：淮山药、莲米碎为粉，淘净大米与荔枝肉同煮，米熟再加药粉成粥，后入调料，早晚服食。

功效：温肾补脾。适于脾肾阳虚轻证，老年脾肾自衰，脾肾虚所致泄泻等证。

方三　乌鱼方（又名黑斑鱼、乌棒鱼）

组成：乌鱼250克（或一条），赤小豆50克。

制法与服法：乌鱼去内脏，洗净；赤小豆洗净装入鱼腹内，外用厚牛皮纸包裹数层，再用金属线缚定，水浸待纸湿透，内赤小豆发泡（一般需1～2小时），置炭上慢烤熟透，去纸及赤小豆，淡食鱼肉。一日分数次食，每日一条，可连服数日至半月。

功效：补脾滋肾，利水消肿。适于脾肾阳虚，兼阴血不足所致水肿。

方四　羊肉附片汤

组成：山羊肉1～2斤，制附片10～15克。

制法与服法：羊肉洗净切细，与附片同煮至烂熟，加盐、生姜适量。佐餐食之。

功效：温肾扶阳，健脾养营。适于脾肾阳虚，阴寒内盛，畏寒怕冷，夜尿次多，尤宜冬日常服。

方五　生姜狗肉汤

组成：鲜雄狗肉1～2斤，生姜1～2两。

制法与服法：狗肉洗净切细，生姜刮去皮，洗净打碎，加水同煮至烂熟，加食盐适量。佐餐食之。

功效：同方四。

验案介绍，脾肾阳虚病例。

王××，男性，78岁。患者身体素健。一年前常感腹胀，常于食后，或劳累之后加重，伴食欲减退，食量减少等证。半年前开始大便出现稀软，渐至腹泻，每日3～4次，常于食后即泻，便前感腹胀，便后感肛坠，尤以腹部受凉后，腹泻加重，甚可每日多达十余次；兼见自感脘腹发冷，得温热则舒，畏寒怕冷，精神困倦，气短乏力，夜尿次多，尿后余沥难尽。

辨证与诊断：西医诊断，功能性慢性腹泻。中医诊断，病属泄泻，证属脾肾阳衰，阴寒内聚，水湿不化。

治疗与效果：据其证脉，先以温中散寒，化浊利湿，方以附子理中汤加减：

制附子（先煎）12克　泡参30克　炒白术12克　炮姜6克　茯苓15克　炒白芍12克　藿香9克　砂仁3克　神曲9克　炒橘皮6克　车前子12克　炙甘草3克。每日一剂，水煎服。

首方初服二剂，腹泻次数由每日3次增至4～5次，药后2～3小时即排出水样稀黑便，但泻后自感腹胀减轻，腹中轻快；服至六剂后，便次仍为每日3次，但精神尚好，食欲好转，腐腻苔已退大半。此为水湿已利，脾胃气机转苏，治当扶正为主，法以温肾扶脾，散寒固涩。仍以附子理中汤加减。

制附片（先煎）12克　东北红参（另煎兑服）6克　炒白术12克　炮姜9克　茯苓15克　罂粟壳6克　车前子

15克 神曲6克 广木香3克 炙甘草3克。每日一剂,水煎服。

加灸:天枢、气海、足三里(一组);胃俞、脾俞、肾俞(二组)。两组穴位交换,每日一组。艾条灸,每穴灸5~8分钟。睡前由亲属协助灸。

饮食:治疗期中,禁食一切生冷,包括水果在内。兼服珠玉二宝粥。

经服二方,配合艾灸、食疗,服药六剂后,精神明显好转,腹胀减轻,知饥思食,下肢水肿已消过半,自感快慰;继服至十二剂后,诸证已明显缓解,大便已由稀转软,日仅二次。腻苔已退,舌质略显淡红,脉亦较前有力。腹泻已止,为固其效,且防温燥太过,继以温肾扶脾,扶正固本为主。方以温肾扶脾汤加减:

党参24克 黄芪18克 炒白术12克 炮姜3克 淮山药15克 菟丝子15克 巴戟12克 淫羊藿15克 鹿角霜9克。每日一剂,水煎服。

灸法同前,改为间日一次。食疗同前。

经三方调治二月余,服药四十二剂后,腹泻止而效固,畏寒怕冷症已除,舌转红润,脉来和缓有力。其后以附子理中丸,每晚服6克,月余后效固而停药。随访三年,其效甚固。

(八)肝脾虚损证治

证候表现:胃脘及胁部胀满,气串走痛,食欲减退,食量减少,肠鸣腹胀;或兼脘腹冷痛,喜按喜热,嗳气反酸,痛有定时,饥则尤甚;或兼胁部胀痛、刺痛,痛及脘腹,活动则加重,静息后则缓解。舌质多淡瘦而瘀晦,或见瘀斑,苔多白腻。脉象沉细而弦。

治疗方法:

(1) 因七情所伤,情志抑郁,肝郁血虚,脾胃不和者,治当疏肝理脾,养血调肝。可用逍遥散加减:

柴胡10克 白芍12克 当归9克 丹参15克 白术12克 枳壳9克 川芎6克 神曲10克 黄芩6克 香附9克 麦芽12克。每日一剂,水煎服。

成药:

逍遥丸(附方24)每日二至三次,每次6~9克。

气郁化热者,可用越鞠丸(附方25),每日二至三次,每次6~9克。

(2) 因肝脏阴血虚损,累及脾胃,以致肝虚脾弱,兼气滞血瘀者,治宜养血调肝,疏肝理脾,活血化瘀。可用养肝扶脾汤:

丹参20克 当归10克 枸杞子12克 炒白芍15克 五味子9克 党参15克 白术12克 茵陈15克 香附9克 郁金9克 神曲12克 炒麦芽15克。

加减:腹泻便溏、或服药后腹泻者,去当归,加茯苓12克;兼肝阳虚者,去当归、白芍,加肉桂3~6克、淫羊藿12克;久病肝血亏损,阳虚寒甚者,去当归、白芍、党参，加肉桂3～6克、鹿角霜9克、淫羊藿12克；血瘀甚者，去五味子，加赤芍12克、红花10克。

每日一剂，水煎服。病情减轻后，亦可倍量为蜜丸，每日三次，每次9克。服药三个月以上始能奏效。

(3) 因脾胃虚损，胃寒脾虚而累及于肝者，治宜温中散寒，疏肝和胃。可用理中汤合四逆散加减。

党参15克　炒白术12克　炮姜6克　茯苓12克　柴胡10克　炒白芍12克　枳实6克　丹参18克　神曲9克　广木香10克　炙甘草12克。每日一剂，水煎服。

加减：虚寒盛者，加制附片（先煎）10克；口苦咽干、嗳气反酸者，去神曲，加炒黄连3～6克、吴茱萸3～6克；腹痛、胃痛较甚者，重用炒白芍至20克、加延胡索12克；腹泻较甚者，加罂粟壳6～9克；呕血、便血者，去炮姜、柴胡、枳实、丹参，加姜炭9克、仙鹤草30克、阿胶（烊化冲服）12克；脾胃气虚甚者，去党参，加东北红参3～6克。服药后水肿者，减炙甘草量为6克；药后不肿者，可增加量至15克。

成药：

轻证可用：香砂养胃丸，每日三次，食后服6～9克。

脾胃虚寒重者，可用理中丸，或附子理中丸，每日二至三次，每次6～9克。

针灸疗法：

脾俞、肝俞、胃俞。（第一组）

中脘、章门（或期门）、足三里。（第二组）

虚而兼寒者，宜针灸结合，以艾条灸为主，每穴灸5～10分钟；针刺宜用中等强度刺激，留针10～15分钟，胃痛甚者，留针30分钟。虚而兼热者，只宜针刺，忌灸。

肝脾虚损的自我调养法：

（1）患者应注意保持心情舒畅，正确对待疾病，坚持调治。

（2）切忌暴饮暴食，及一切生冷不洁食物。特别是酒类，既伤脾胃，又损肝体，危害甚大，故当绝对禁忌。

（3）本病可配合内养功，以及脾胃按摩法。

（4）肝脾虚损食疗方：

方一 土豆蜂蜜羹

组成：鲜土豆1～2两，蜂蜜1两。

制法与服法：土豆洗净切碎，加冷开水适量捣烂，纱布包绞汁。取汁与蜂蜜同煮，以开为度。每日三次，空腹时服一汤匙，可连服1～2月。

功效：健脾养胃，疏肝和胃。适于胃脘久痛，大便秘结等证。

方二 麦芽糖方

组成：麦芽糖。

服法：麦芽糖两汤匙，开水冲化，食后一小时服，每日三次。

功效：益胃养肝，疏肝润肺。适于虚寒胃痛，肝胃不和，肺胃津虚等证。

方三　佛手饮

组成：鲜佛手15克（干品6克）。

制法与服法：开水冲泡，代茶饮。

功效：疏肝和胃，理气止痛。适于治疗肝胃不和，脘胁气痛。

方四　柠檬糖汁

组成：鲜柠檬1~2斤，白糖1~2斤。

制法与服法：柠檬洗净切片，装入玻璃容器内，白糖撒于柠檬片上浸渍，一周后适当搅动加压，静置出液。每次取一汤匙，冷开水适量冲服，一日2~3次。

功效：生津止渴，缓肝和胃。适于肝火犯胃，肝胃不和，肺胃津虚等证。凡胃痛泛酸，脾胃虚寒者，忌服。

方五　猪肚温胃汤

见脾胃虚损食疗方。

（九）肝肺阴虚证治

证候表现：鼻干咽燥，目睛干涩，干咳无痰，或痰少难咳出，咳引胸胁疼痛，胸中烦热，口干口苦；甚则干咳失音，咳咯痰血，胸胁灼热刺痛，烦躁易怒，潮热盗汗，五心烦热。舌质瘦小而红赤少津，苔黄少津，或见剥苔，或舌光无苔。脉象细弦而数。

治疗方法：治宜养肝润肺，清肝宁咳。可用养阴清肺汤合一贯煎加减：

枸杞子12克　生地黄12克　麦门冬15克　白芍15克　玉竹12克　石斛12克　桑叶10克　杏仁10克　芦根30克　生谷芽12克。每日一剂，水煎服。

加减：虚热甚者，加胡黄连（或黄芩）10克、龙胆草9克；咳咯痰血者，去桑叶、芦根，加仙鹤草30克、白茅根20克、阿胶（烊化冲服）12克；盗汗甚者，加乌梅10克、五味子9克。

服煎剂病势缓解后；或为巩固疗效，可服：加减地黄丸、或麦味地黄丸。每日二次，每次9克。

肝肺阴虚的自我调养法：

（1）本证一般多于秋冬干燥季节复发加重，故应注意气温的变化，室内应保持相对的湿度，不宜过度干燥。

（2）应忌辛温燥热的食品及药物。可适当多食清淡而又多汁的食品。

（3）环境宜安静，静心调养，勿使情绪剧烈波动。最好能在清晨，于林间空气清新湿润之处，或散步、或慢跑、或习太极拳，并配合自主缓慢细长的呼吸。具体可参考气功疗法中的徒步呼吸法。

(4) 肝肺阴虚食疗法：

方一　芦根饮

组成：鲜芦根60克（干品30克），白茅根30克（干品15克），生麦芽12克，冰糖或白糖适量。

制法与服法：芦根、茅根、麦芽，先洗净，水煎30分钟后，取汁去渣（渣可次日再用一次），加糖适量。代茶饮，或随意服用。

功效：生津清热，润肺养肝。适于肺胃津虚，肝肺阴虚，阴虚肺燥久咳等。既可治疗轻证，又能对重证起辅助治疗作用，亦能预防其复发。

方二　鲜地粥

组成：鲜生地50克（干地黄15克），糯米、白糖适量。

制法与服法：生地洗净，切成厚片，加水煮30～40分钟后去渣，加糯米熬成粥，再加白糖适量。晚食一小碗。

功效：养肝润肺，生津清热。适于肝肾阴虚，肝肺阴虚，肺胃阴虚，兼虚热证，尤宜于肝火犯肺、肾火灼肺，伤损肺络所致咳血证。

方三　苦瓜方

组成：鲜嫩苦瓜2～3两，调料适量。

制法与服法：苦瓜洗净，剖开去子，切成细薄片，沸开水中稍浸七成熟，加食盐适量拌，佐餐常食。

功效：清肝益胃，生津润肺。适于肝胃阴虚、肝肺阴虚，口干口苦等证。

方四　燕窝羹

组成：燕窝6克，白及粉6克，冰糖适量。

制法与服法：燕窝水发洗净，加水慢火炖烂，再加白及粉、冰糖同炖成羹。分两次，早晚服。

功效：补肝润肺，养营益阴。适于肝肺阴虚、肺肾阴虚、肺痨咳血，尤适于老年久病咳血。

（十）肝肾阴虚证治

证候表现：胁部疼痛，其痛或如牵扯状、或如雀啄、或灼热而痛，腰脊酸痛，痛连足跟，性急易怒，头目晕眩，目睛干涩，耳鸣健忘，夜半咽干；颧红盗汗，五心烦热，男性遗精滑精，女性经少经闭。舌红无苔，脉象细弦，或细数；精血亏甚，虚阳亢盛者，脉象可见虚大而弦数。

治疗方法：治宜滋肾养肝。可用归芍地黄汤：

熟地黄15克　淮山药18克　山茱萸12克　丹皮9克　茯苓12克　泽泻9克　当归12克　生白芍15克。每日一剂，水煎服。

加减：兼见津虚口燥，夜半咽干者，去泽泻，加麦冬12克、玉竹12克、石斛12克、生谷芽12克；虚热炽盛者，加黄柏10克、龙胆草9克；热势上冲，虚阳上穴,头目眩晕,肢麻刺痛者,加草决明20克、石决明20克、生龙骨30克、生牡蛎30克;小便黄热刺痛者,加白茅根30克、六一散20克;腰骶热痛,腰胁痛甚者,加桑椹子12克、枸杞子12克、炙龟板20克。

成药:

(1) 肝肾阴虚,兼虚热者,可服知柏地黄丸,每日二至三次,每次6~9克。

(2) 肝肾阴虚,证势较缓;或服前药剂后,证势已减,为其巩固疗效,可服:加减地黄丸,或杞菊地黄丸,每日二次,早晚各9克。

针灸治疗:

肝俞、肾俞、阳陵泉。(第一组)

期门、关元、三阴交。(第二组)

针刺,宜强刺激,留针30分~1小时。每日或间日一次,两组交替应用。以午后或临睡前作,效果更佳。

肝肾阴虚的自我调养法:

(1) 肝肾阴虚患者,一般病程较久,自觉症状亦较明显,且多性急易怒,情志不畅,常使病势加重。故居住环境宜安静,以息性养神,节制思虑,耐心调治。

(2) 可自服六味地黄丸、或加减地黄丸、或杞菊地黄丸等,每日二次,或每晚一次,每次6~9克。久服多能获得较好疗效。

(3) 应忌食辛温燥热类药物与饮食。宜适当多食味甘、微酸、微凉微寒多汁之品。姜、蒜、羊肉、桂圆肉等，应慎食，或禁忌。

(4) 肝肾阴虚食疗方：

方一　草决明饮

组成：草决明（打碎）30克，荷叶6克。

制法与服法：开水泡，代茶饮。

功效：平肝清热。适用肝肾阴虚，头目热痛，烦热眩晕等证。

方二　芦根粥

组成：鲜芦根2～3两（干品15克），绿豆9克，糯米1～2两，白糖或冰糖适量。

制法与服法：芦根洗净，切片，纱布包，与绿豆同煮，待绿豆开裂，取出纱布包去芦根，入糯米熬粥，加糖适量。晚服一小碗。

功效：养阴生津，兼清虚热。适于肝肾阴虚，虚热内盛，热伤津液者；亦可用于热病后，阴津未复，余热未尽证。

方三　枸杞鸡肝粥

组成：枸杞15克，鸡肝（或猪肝、鸭肝、兔肝亦可）15～30克，糯米1～2两，白糖适量。

制法与服法：鸡肝去胆洗净，切细、或捣碎，先用枸杞与米同煮，粥成再入鸡肝，再煮至鸡肝熟即可，加白糖适量；不喜甜食者，可酌加食盐少许。每晚一小碗。

功效：滋肾养肝。适于肝肾阴亏，目视不明，或目睛干涩；尤适于老年肝肾阴虚，久服可缓阴精自亏。

方四　桑椹膏

组成：桑椹子（桑果）1～2斤，蜂蜜1～2斤。

制法与服法：桑椹子打碎，加水煮三次，每次30～40分钟，取汁双层纱布过滤去渣，三次汁混合，慢火熬，再入蜂蜜炼为膏，装瓶备用。早晚各一汤匙，开水冲服。

功效：补养肝肾。久病肝肾阴虚，尤适于老年阴精自亏，久服能保健强身，延缓自衰。

方五　黑芝麻粥

组成：黑芝麻25克，大米或糯米适量，白糖适量。

制法与服法：黑芝麻炒熟捣碎，米煮粥，粥将成再加芝麻，熬成粥，加白糖适量，每晚服食。

功效：养阴润脏，润泽肌肤。适于肝肾阴虚，体瘦肤燥，久病阴虚。老年常服，能使肌肤润泽，延缓自衰。

验案介绍：肝肾阴虚病例。

郑××，女性，63岁。患者十九年前，常工作至深夜，致失眠头痛，眼花眩晕，恶心欲吐，血压增高至230毫米汞柱，诊为"高血压"，治疗后好转。近一月以来，又复头痛加重，阵发头晕，心烦易怒，两胁胀痛，腰痛骶热，口干口苦，阵发热气上冲头目，兼见夜难入睡，时有肢麻刺痛，便结溲热。

辨证与诊断：西医诊断，高血压病；中医诊断，病属眩晕，证属肝肾亏损，肝阳上亢，虚热内盛。

治疗及效果：因患者不愿住院，嘱其卧床静养，勿使情绪激动，治以先清肝泻热，镇肝潜阳，以缓其标急，方以龙胆泻肝汤合镇肝熄风汤法加减。

胆草12克　黄芩15克　生白芍30克　钩藤（后下）30克　草决明30克　石决明30克　磁石30克　龙骨、牡蛎各30克　木通12克　白茅根30克　六一散30克　夜交藤30克。每日一剂，四煎服四次。

兼服：知柏地黄丸，早晚各服9克；复方罗布麻片，每日三次，每次2片。

首方服三剂后，热势稍减；继服至六剂后，自感眩晕减轻，热势大减，夜能安眠，血压降至180/115毫米汞柱。其后连服至一个月（24剂），诸证皆减大半，血压降至160/95毫米汞柱，舌质红质减轻，脉象亦趋和缓。继以滋养肝肾，平肝潜阳，标本兼顾。方以归芍地黄汤加减：

生地黄24克　淮山药24克　山茱萸12克　麦门冬24克　当归12克　生白芍30克　草决明30克　黄柏12克　龙牡各30克　生谷芽15克　合欢皮18克　夜交藤30克。每日一剂，水煎服。

二方服一个月（24剂）后，诸证皆缓解，头目清爽，血压稳定在170～150/95～90，舌润有津，脉细而略弦，为固其效，继以知柏地黄丸；虚热不甚时服杞菊地黄丸，早晚各9克；朱砂安神丸，晚临睡前服9克。睡眠好时停服。

三、津液虚损证治

（一）津液的生理功能简介

津液，是人体除血液外一切液体的总称。津液分布于全身各部，其中性状稀薄者，谓之"津"；性状稠厚者，谓之"液"。

津，分布在组织器官、肌肉皮肤之间，具有濡养脏腑、润泽肌肤的作用。液，分布在脑、关节、五官等空窍，具有润泽和流通作用。津液可以通过汗、尿以及呼气，而得到调节，在体内保持相对的动态平衡；其化生之废液，亦主要通过汗与尿而排出体外。所以通过汗与尿的变化，可以察知津液的病变。

津液与营血、阴精，同源于饮食水谷，得脏腑之气化而生成，故能相互资生，互为补充；病则亦相互累及，致成津血虚、阴津虚等证。

津液所生病变：一为因其不足，而导致津液虚损；二为因津液的转输、运化、排泄失常，而导致水积、痰饮等变证。在此仅介绍津液虚损的证治。

(二)病因

津液虚损的因素较多,总的可归结为直接因素与间接因素两类。

1.直接因素

常因饮食不足,摄入过少,津液化源缺乏;或因外感热病,热势持续,直接耗损津液;或因过汗、过吐、过泻、过利小便等;或因大面积烧伤、烫伤、肌肤损伤,津液大量外溢等,皆能导致津液虚损。

2.间接因素

多因脏腑病变,阳气虚衰,津液的生成、运化、输布失常,尤与脾胃、肺、肾的病变关系更为密切;或因虚热炽盛,消灼津液;或因年老自衰太过,津液自亏等,亦能导致津液虚损。

(三)证候表现

津液虚损,按其发展过程,常先有津虚,而后及液。根据虚损的程度不同,一般可分为津液虚与津枯液脱两型。

津液虚——唇干口燥,口渴咽干,渴而能饮,目眶凹陷,幼儿可见囟门下陷,皮肤干燥,弹性减弱,肢体软弱。舌质干而少津,苔干燥无津。脉象细弱或沉细而数。

津枯液脱——多见于高热持续或汗吐下过度之后,病势急重,形体枯瘦,口唇枯裂,口燥咽干,烦渴能饮，面色晦垢，目眶深陷，目睛干涩，皮肤枯瘪，肤燥无汗，热病可见汗出如油，触之粘手，幼儿可见囟门深陷；兼见筋脉挛急，头晕目眩，腰背难支，渴而能饮，饮则欲吐，厌食，小便短少，大便燥结，舌质枯瘦，脉象细数。危者虚损过甚，津枯液竭，可致烦躁不宁，神志恍惚，呼吸短促，昏迷抽搐，舌质枯萎短缩，苔燥津枯，或无苔，无汗无尿，脉象细微极数，救治不及时，常可因津液枯竭，阳气离绝而导致死亡。

(四) 治疗方法

下述方药，可根据不同情况，酌情选用。

1.生津补液饮

组成：鲜芦根60克、鲜白茅根30克、生谷芽15克、蜂蜜适量、鲜水果汁适量、食盐适量。

功效：生津补液，清热护阴。

适应证：主要适用于高热持续，大面积烧伤、烫伤，汗、吐、下过度，津液急速耗损，而致津液虚损重证。

用法：先熬芦根、茅根、谷芽，去渣取汁约500～1000毫升，再加入蜂蜜、果汁、食盐。以药代水饮，不拘时服；不喜凉饮者，可温服。每日一剂；重证者，可日服两剂。

2.五汁饮

组成：梨汁、荸荠汁、鲜芦根、麦冬汁、藕汁（或用甘蔗汁）。

功效：生津补液，益胃润肺。

适应证：适用于热病伤损津液；或热病后津液虚未复，尤侧重于肺胃津液虚损。

用法：诸药取汁，临时酌情适量，和匀凉服；不喜凉者，可温服。

3.增液汤

组成：玄参30克、麦门冬20克、生地黄20克。

功效：养阴生津，润肠通便。

适应证：病后阴津亏损，大便燥结；或年老自衰，肠道津枯便燥。本方用于肠枯便秘，可酌加火麻仁30克、肉苁蓉12克，对老年肠枯便秘者其效更佳。

4.生脉散

组成：党参（重证用种洋参、危证用西洋参3～6克）20～30克、麦门冬20克、五味子9克。

功效：生津敛汗，益气固脱。

适应证：适用于津气两虚，气虚多汗，津枯气脱重证。

用法：水煎服。重证者，可日服两剂。

5.津液虚损的自我调养法

（1）津液虚患者，如因热病所致，在病程中应保持足量的饮水，最好配入适量的新鲜果汁，如梨汁、苹果汁、甘蔗汁、橘子汁等，或适量的菜汤。

（2）因阴虚热盛，虚热灼津，而致津液虚损者，可适当多食新鲜多汁水果，如雪梨、橘子、西瓜等。老年津亏肠枯，可适当多进油脂类食物，如肥肉汤、猪油、菜油等；并可兼服润肠丸或麻仁丸，每日二至三次，每次6～9克。

(3) 津液虚损患者，忌食辛温燥热之品。尤其是益气助阳方药，更应禁忌。

(4) 津液虚损食疗法：

方一　鲜芦根饮

组成：鲜芦根250～500克（干品150～200克），鲜谷芽30克（干品15克），鲜麦芽30克（干品15克），白糖适量，食盐少许。

制法与服法：芦根、谷芽、麦芽加水2000～3000毫升，煮30分钟，取汁加白糖、食盐。以汁饮服。

功效：增津补液，益胃润肺。适于高热病中，津液大量丧失所致津液虚损，烦热需饮者。

方二　麦冬玉竹粥

组成：鲜麦门冬30克（干品9～15克），鲜玉竹、鲜石斛各15克（干品6～9克），糯米或大米1～2两，白糖适量。

制法与服法：麦门冬、玉竹、石斛加水煎30～40分钟，去渣（晾干，次日可再用一次）留汁，加入淘净大米，熬煮成粥，加白糖适量。或作主食，或佐餐食之。

功效：生津增液，益胃养阴。适于热病后阴津未复，余热未尽；或肺胃津虚、脾胃津虚、久虚难复证。

方三　猪脂蜂蜜膏

组成：鲜猪油、鲜蜂蜜各等分（100～150克）。

制法与服法：分别用火煮至沸，微凉后，油蜜混合调匀备用。早晚各食一汤匙。

功效：补虚养脏，润燥生津。适于老年肺胃津虚，肺燥久咳，肠枯便秘，身体虚弱等证。

方四　猪肤汤

组成：鲜猪皮或腊肉猪皮1～2斤，调料适量。

制法与服法：先将猪皮置火上烧起泡，水浸洗净，切细，加水炖至烂熟，加调料；亦可加海带与猪皮同炖。佐餐食之。

功效：增液润燥。适于老年胃肠液枯，顽固便秘。常食亦能养脏润肤。

四、气血虚损证治

气血虚损，临床可分为营血虚损、气虚、气血俱虚三类。

（一）营血虚损证治

生理功能简介：

营，是饮食水谷中的具有营养和滋润作用、存在和运行于血液中的精微物质；血，是存于脏腑，运行于血脉中的红色液体；营、血二者合称为"营血"。

营血经心脉运行于全身，循环不休。内以营养脏腑，外以滋润肌肤筋骨毛发、五官孔窍。营血还受肝之储藏与调节，脾之统摄，肾之温煦。

病因：多因出血直接耗损营血；或因饮食水谷化源不足；或因有关脏腑虚衰，营血生化失常；或因疫毒内蕴，损伤脏腑、骨髓、败坏生机；或因津液、阴精亏损，久虚累及营血等，皆可导致营血虚损。

证候表现：面色苍白或萎黄，唇色淡白，头晕眼花，心慌心悸，夜寐不安，手足发麻；甚则面色惨白，萎黄浮肿，目光少神，眼结膜苍白，气息短促，爪甲枯脆，甲内无血色，或兼齿衄、鼻衄、崩漏、便血、皮下出血。舌质淡白或苍白，脉象细或细数无力。

治疗方法：因失血而致者，应先止血摄血；因脾胃失健，或久呕久泻而致者，应先调理脾胃，和胃止泻，增进饮食，助其营血化源；因疫毒伤损而致者，治当兼顾清热解毒；因津液、阴精虚损而累及营血者，应在治疗主证的前提下，兼顾营血。

对营血虚损应以养营益血为主。可用养营益血汤：
熟地黄12克　当归12克　制首乌12克　丹参15克　仙鹤草20克　党参18克　白术12克　炙甘草6克　阿胶（烊化冲服）12克。

加减：腹泻便溏，或服药后腹泻者，去当归、首乌、阿胶，加茯苓12克、淮山药15克；心悸怔忡，心神不安，噩梦易惊者，加酸枣仁12克、五味子9克；久病兼阴精虚损者，加胎盘粉6克；营血亏损，虚阳外越，致成危证者，加东北晒参或东北红参3～6克。

每日一剂，水煎服。证缓后，亦可以本方倍量为蜜丸，每日二至三次，每次9克。

营血虚损的自我调养法：

营血虚损的自我调养，关键在于保护脾胃，加强营养，以助营血的化源。

营血虚损食疗方：

方一　猪血豆腐方

组成：猪血（半凝状）、鲜嫩豆腐各适量。

制法与服法：或炒食、或切片煮汤，加油、盐、酱油、姜、葱等。做菜佐餐常食。

功效：养营补血。适于营血虚损，慢性失血、营养不良等证。

方二　糯米大枣粥

组成：糯米适量，大枣15克，黑大豆15克，红糖适量。

制法与服法：大枣去核切细，黑大豆碾碎去皮。先煮黑大豆至熟，再入淘净糯米、大枣，同煮熬成粥，加红糖适量。早晚服食。

功效：养营益血，实脾固表。适于营血虚损轻证，久病难复证，或脾虚卫气失固。老年常服，可保健强身，延缓自衰。

方三　猪骨汤

组成：连肉鲜猪骨2～3斤，食醋2毫升，盐、姜等。

制法与服法：先将猪骨洗净打碎，加食醋、调料，同炖至烂熟成汤。每日1～2次，食肉饮汤。

功效：养营补血。适于营血久虚。

(二) 气虚证治

中医学中所说的气，其含义包括：一是指构成人体和维持人体生命活动的精微物质，如水谷之气、营气、呼吸之气等；二是指由脏腑所生发，表现为脏腑生理功能，如脏腑之气、经气等。二者之间，前者是后者物质基础，后者又为前者的功能所体现，相互关联而构成人体之气。

证候表现：气短乏力，少气懒言，语音低沉，食减纳呆，腰脊酸软，多汗、自汗，极易感受外邪；甚则稍劳则呼吸短促，大汗淋漓，头晕目眩，心中动悸，自感气往下落，脘腹虚胀。常可兼见白带增多，月经过多，甚至内脏下垂，子宫、直肠脱出等症。舌质多淡而胖大，边尖常见齿痕，苔多白而腻。脉象虚软无力。

治疗方法：

(1) 气虚侧重于肺脾者，治当补中益气，敛肺扶脾。可用补中益气汤加减：

党参15克　黄芪12克　白术12克　升麻1克　五味子6克　淮山药15克　炒橘皮6克　白扁豆9克　生姜2片　炙甘草3克　大枣二枚。每日一剂，水煎服。

（2）久病气虚，特别是先天禀赋不足，或老年自衰太过，肺脾肾皆虚者，治当益气扶脾，兼补元气，可用人参河车散（丸）。

党参（重证用东北红参15克）30克　黄芪20克　炒白术30克　白茯苓15克　淮山药30克　鸡内金12克　胎盘粉30克。

上药为细末，装瓶备用。幼儿每日二次，每次1～3克。拌糖食或合入牛奶、稀粥中服，初时少许，待适其味后，逐渐加至治疗量。成人每日早晚各6克。或为蜜丸，每日二至三次，每次6～9克。一般服药半月至一个月，即可见效。

（3）表现以卫气虚为主，症见多汗自汗，极易感冒者，治当益气固表，敛汗扶脾，可用玉屏风散合生脉散加减。

黄芪15克　炒白术12克　党参12克　麦门冬15克　五味子10克　牡蛎15克　浮小麦15克　炙甘草3克　大枣二枚。

加减：兼见畏寒怕冷者，治当益气固表，扶脾温肾，去牡蛎、浮小麦、麦门冬，加巴戟12克、杜仲10

克、菟丝子12克、淫羊藿15克。

每日一剂，水煎服。或为散，每日二次，每次6～9克。一般需服一个月左右，始能见效。

成药：

可选服补中益气丸，每日二次，每次6～9克；重证可用人参片，按说明服。

或用东北晒参、或东北红参、或东北糖参，每日一至二次，每次1克，于晨间、午后，空腹时嚼服。

针灸疗法：

中脘、气海、足三里、百会、大椎。

艾条灸为主，每穴灸3～5分钟，间日一次。

气虚的自我调养法：

(1) 气虚患者，多有表卫失固，多汗自汗，易患感冒，故应注意气温变化，注意加减衣被，汗出及时更衣，以免着凉而加重病势。

(2) 气虚食疗方：

方一　黄芪粥

组成：黄芪15克，大米1～2两，大枣12枚，红糖适量。

制法与服法：黄芪切片，大枣去核切细，先加水煮黄芪30分钟，去渣留汁，再入淘净大米、大枣，同熬成粥，加红糖适量（不喜甜食者，亦可加猪油、姜、葱等）。早晚服用。

功效：益气固表，养营补脾。适于肺脾气虚，表卫失固，多汗自汗等证。

方二　参枣汤

组成：党参10~15克，大枣20枚，红糖适量。

制法与服法：党参洗净切片，大枣去核切四片，放碗内加水泡发，加红糖，放锅内隔水蒸1小时。分两次喝汤食枣肉，早晚各食一次。

功效：益气补脾。适于气虚，兼脾虚食少，尤以老年自衰，肺脾气虚、脾胃气虚，久服以缓取效。

方三　人参莲子汤

组成：东北白参3~6克，莲子10~20枚，冰糖适量。

制法与服法：人参洗净（可连用三日，第一天人参分段，长约2厘米；第二天，人参切成薄片；第三天蒸后，连渣嚼服），莲子去心水泡发，加水、冰糖，置容器内，隔水蒸炖一小时，取出分两次，饮汤食莲子，早晚各一次。

功效：益气养阴，大补元气。适于气虚重证，尤以久病重病之后，气虚难复者，其效甚佳。

验案介绍：气虚病例。

黄××，女性，34岁，农民。患者自幼体弱，出生时父母均已四十余岁，加之兄妹六人，家境不裕，后天失养。十八岁时结婚，生二男一女，流产三次。六年前开始渐感体力下降，稍劳则肢软乏力，多汗自汗，心累气短，易患外感等证；近一年来，前证加重，难于坚持劳动，头目昏重，时感气下落状，午后发热，烦闷思睡，饮食不思，食少腹胀，月经色淡量少，淋漓难尽，常延至十余日，白带清稀，量多如注。

辨证与诊断：西医诊断，机能衰退症。中医诊断，病属虚损，证属元气不足，脾胃气虚，肺卫失固。

治疗及效果：首嘱其亲属，不应再生育，并加强营养，注意休息。治先以补中益气，敛肺固表，方以补中益气汤加减：

党参18克　黄芪15克　炒白术15克　当归12克　淮山药30克　茯苓15克　五味子9克　炒山楂12克　神曲9克　炒橘皮9克　炙甘草6克　大枣12克。每日一剂，水煎服。

兼服：东北糖参，晨间、午后空腹时各嚼服3克。

首方服三剂后，精神有所好转，但感胸闷腹胀，头目胀痛感，审其证药，是为久虚不受补之弊，但药量不大，仍继守其方。服药至十二剂后，诸证皆减，精神好转，白带已止，食量增加，午后已无烦热，腻苔已减，脉来亦趋和缓，其证虽减，但虚证未复，治以补肺扶脾，兼顾扶补元气。方以生脉散合玉屏风散加减：

党参24克　黄芪18克　白术12克　麦门冬15克　五味子9克　茯苓12克　炒橘皮9克　杜仲12

克　巴戟12克　菟丝子15克　淫羊藿18克。每日一剂，水煎服。

二方连服六剂，自觉精神好转，饮食能进，舌略红润，脉象细缓，此证脉相合，是为好转之征。继服六剂后，以本方倍量，烘干为细末，每日三次，每次6克，米汤加红糖调服。连服两个月后，自感良好，精神好转，劳力有所恢复，抗御外邪能力增强，气虚证已愈，嘱其注意劳逸相适，加强营养。

（三）气血俱虚证治

生理功能简介：

气与血之间，相互依存，互为化生，气旺则脏腑功能正常，而能生血、行血、统血、摄血；营血充沛，脏腑得养，则气之生发有源，故对气血之间的关系，中医学有"气为血帅"、"血为气母"之说。

证候表现：唇色淡白，面色萎黄而虚浮，精神困倦，结膜苍白，稍劳则心悸气短，多汗自汗，饮食少思，食少难化，脘腹虚胀，大便不调，舌质淡白，脉象虚细无力。或兼见鼻衄、齿衄、皮下瘀斑、经血量多、便血等症；危者，可见心慌无主，高热持续，神志昏愦，出血难止。舌质可见瘦薄而苍白，苔多白腻。脉象沉细而弱，或虚大而数。

治疗方法：

（1）因过度劳倦内伤，元气虚甚，营血亏虚，血虚发热，脉虚大而数者，治当补气生血。可用当归补血汤：

黄芪30克　当归6克。每日一剂，水煎服。

（2）因营血耗损，气随血虚，特别是失血之后，血虚重于气虚者，治当养血益气。可用参芪四物汤加味。

熟地黄15克　当归10克　白芍12克　川芎6克　党参15克　黄芪12克　仙鹤草20克　阿胶（烊化冲服）12克。每日一剂，水煎服。

（3）久病气血俱虚，治当益气养血，气血双补。可用人参养营汤。

党参（重证可用东北红参3～6克）20克　黄芪15克　当归12克　白芍12克　炒白术12克　茯苓12克　肉桂3克　五味子9克　炙远志3克　陈皮6克　炙甘草3克　生姜3克　大枣6克。每日一剂，水煎服。

（4）气血虚损重证；或久虚难复，反复难愈者，除补气益血之外，当兼顾填精补髓，温肾扶脾。可用补精益气养血汤。

熟地黄15克　制首乌12克　当归12克　丹参15克　党参20克　黄芪15克　炒白术12克　仙鹤草30克　菟丝子12克　淫羊藿12克　阿胶（烊化冲服）12克　鹿角胶（烊化冲服）10克　胎盘粉（片）6克。

加减：气虚甚者，去党参，加东北红参3～6克；出血者，暂去丹参、黄芪、淫羊藿、鹿胶，加白茅根20

克、生地黄12克、重用阿胶。

每日一剂，水煎服。证减后，可三日服二剂；或倍量为蜜丸，每日二至三次，每次9克。

成药：

气血俱虚，以心脾二脏证候明显者，可用归脾丸，每日二至三次，每次6～9克。

气血俱虚，消化尚好者，可用八珍丸（附方26）。每日二至三次，每次6～9克。

气血俱虚，兼阳气亦虚者，可用十全大补丸（附方27），每日二至三次，每次6～9克。

气血俱虚重证，久病及阳，心神失藏者，可用人参养营丸（附方28），每日二至三次，每次6～9克。

气血俱虚的自我调养法：

(1) 患者切不可滥服补药，以免病因未除而添生他病。应与医生密切配合，在其指导下用药。

(2) 气血俱虚食疗方：

方一　猪骨羹（汤）

组成：鲜猪脊骨或腿骨5～6斤，食醋10毫升，盐，姜，或花椒、胡椒等。

制法与服法：猪骨洗净打碎，加食醋、水、调料，慢火煮炖至连骨肉脱落，取出猪骨，再慢火熬浓，冷后如胶状。每日2～3次，每次半碗，煮化食；或汤内加豆腐、猪血、蔬菜适量，作菜佐餐食之。

功效：久服能补精益髓，大补气血，养脏润肤。适于营血虚损，气血久虚，精髓不足，筋骨痿软等证。小儿常服，能治软骨症。

方二　归参母鸡汤

组成：肥嫩母子鸡一只（2～3斤），当归身15克，党参30克。

制法与服法：母鸡去毛除内脏（肝、心可同炖）；当归身酒润切剖，党参水润切剖，置于鸡腹内，用线缚鸡腹剖口，加水及调料，慢火同炖1～2小时，去线取出药渣，再炖至烂熟。分次喝汤食肉，每周一次，能食者每周二次。适量多餐，尤宜晚餐食之。

功效：填精补髓，大补气血。适应证同方一。

气血虚损轻证，可常服桂圆大枣粥（见心脏虚损食疗方）、猪血豆腐方、糯米大枣汤、猪骨汤（见营血虚损食疗方）。

验案介绍：气血俱虚病例。

刘××，男性，52岁，住院号：58379。

患者于一年前，在劳动时出现头昏心累，眼花耳鸣。半年前诸证加重，尤以近三月以来，体力明显下降，稍劳即心累气短，软弱乏力，伴面色苍白，齿龈渗血。

辨证与诊断：西医诊断，再生障碍性贫血。中医诊断，病属虚损，证属营血亏损，气血俱虚。

治疗及效果：重证患者，当以重剂补之，法以填精补髓，补气益血，温肾扶脾。方以补精益气养血汤加减：

熟地黄24克　制首乌12克　当归12克　丹参18克　党参30克　黄芪20克　白术15克　仙鹤草30克　菟丝子12克　淫羊藿15克　阿胶（烊化冲服）12克　鹿角胶（烊化冲服）12克。每日一剂，四煎分四次服。

10%人参注射液，肌注，每日二次。（共用一月）

经用首方一个月后，精神稍有好转，周围血象改变不显，病情尚能稳定；继服至二个月后，病势渐趋好转，面色渐显红润，周围血象有所回升，但进展缓慢，为增强疗效，除保持一般营养外，常服猪骨汤，每周服食一只归参母鸡汤，仍守方继服。

服药结合食疗，服至三个月后，诸症开始明显好转，能上下五层楼亦不感疲累，红细胞214万～256万，白细胞3700～4000个，网织细胞2.9%。其后为固其效，继服上方一个月，住院四月余，骨髓象与入院时对比，再障已明显好转，病属好转出院。

出院后，嘱注意加强营养，多食猪骨汤，仍服上方（二剂服三日）；一月后改为一剂服二日；二个月后停服煎剂。其后以党参养营丸，每日三次，每次9克；三月后改为日二次，每次9克，连服近一年，经多次随访,一般情况良好,血常规指标略低于正常人,但尚能稳定。一年后已恢复工作,迄今已随访五年余,体质增强,精神良好,病已基本治愈。

五、阴阳虚损证治

(一) 阴虚证治

生理功能简介:

阴,从广义的来说,凡属构成人体的物质,包括津液、营血、精髓,以及内而脏腑形质,外而肌肤皮毛筋骨等,皆可概属于阴;从狭义的来说,以及临证所论述的阴虚证,是指阴质中的最精华部分,即"阴精"。

阴精,禀受于先天父母,得后天饮食水谷精气之充养,脏腑之生发助化而成。阴精是阳气的物质基础。

证候表现:形体消瘦,面容憔悴,肌肤干涩,毛发枯黄,头目晕眩,性急多怒,口燥咽干,齿龈萎缩,牙齿松动,齿缝渗血,或兼见心跳心悸,虚烦难眠;或兼见两胁疼痛,情绪极易激动;或兼见腰脊酸痛,耳鸣耳聋,性欲亢进,梦遗精滑,月经减少等。诸症遇热、烦劳则加重,得凉、静息,或夜半以后,可稍自缓。舌瘦小红赤,苔黄少津,或舌光无苔。脉象虚细,或虚细而数。

治疗方法:

(1) 先天禀赋不足,后天失养,素体阴虚,症势较缓者，治当以补益阴精为主。宜用丸剂、或膏剂，以久服、缓服取效。可用：

六味地黄丸或杞菊地黄丸，每日一至二次，每次6～9克。

（2）热病后，或因津液、营血久虚而致阴精虚损，久虚未复者，治当滋阴益精，育阴敛阳。可用补阴益精汤、丸。

熟地黄15克　枸杞子12克　山萸肉12克　淮山药15克　黄精12克　麦门冬12克　五味子9克　炙龟板15克。

加减：虚烦难眠者，加酸枣仁12克、合欢皮12克、夜交藤15克；脾胃不健，或药后脘腹胀满者，加山楂12克、谷芽12克、鸡内金10克。

每日一剂，水煎服。好转后，亦可增量为蜜丸，早晚各服6～9克。

（3）阴精虚损，虚热炽盛，虚阳浮动者，治当滋阴填精，泻热育阴。可用大补阴丸。

炒黄柏（10克）、酒炒知母（9克）各120克，酒蒸熟地黄（15克）、酥炙龟板（15克）各180克。

诸药烘干为细末，用猪脊髓四两蒸熟为膏，合入药末，炼蜜为丸，早晚各服6～9克。近代多用原方减量（即上方括号内剂量），再加麦门冬12克、玄参15克、五味子9克、生牡蛎20克，为煎剂，每日服一剂。

成药：

（1）无虚热，或虚热不甚者，可选服六味地黄丸、或杞菊地黄丸、或麦味地黄丸。每日一至二次，每次6～9克。

（2）虚热盛者，可服知柏地黄丸，每日二至三次，每次6～9克。

凡服苦寒清热方药者，热势减轻即应减量或停药，不宜久服。服之太过，易伤阳气。

针灸治疗：

神门、内关、三阴交。（第一组）

心俞、肝俞、肾俞。（第二组）

宜针刺，可用中等强度刺激，留针15～30分钟。每日、或间日一次，两组交替应用。午后、或晚睡前作，其效更佳。忌灸。

阴虚证的自我调养法：

（1）患者首先应卸除思想负担，万不可忧思积虑。应潜心养神，保持恬静心境，再配合内养功、放松功，常能收到较好的疗效。

（2）节制房事，避免温热燥邪的侵袭，及时消除导致阴虚的因素。

（3）凡属辛香温燥食品，如姜、蒜、花椒、胡椒、辣椒、羊肉、狗肉、鹿肉、动物脂肪等，皆应少食，或暂禁忌。

(4) 阴虚患者,最好能在医师指导下用药。

(5) 阴虚食疗方:

方一　绿豆海带粥

组成:绿豆12克,海带30克,糯米1~2两,白糖或冰糖适量。

制法与服法:先煮绿豆、海带(洗净切碎)约30分钟,再入淘净糯米,煮熬成粥,加糖适量。晚作主食,或佐餐食之。

功效:养阴清热。适用热病后阴虚未复,余热余尽;或阴虚兼虚热证。

方二　猪脑羹

组成:鲜猪脑(连猪脊髓亦可)一个,天麻粉3克。

制法与服法:猪脑洗净,去筋膜,装于小碗内,天麻粉散撒于脑花上,隔水煮、或蒸约30分钟。晨间食之。

功效:填精补髓,滋阴养营。适于老年精血亏损,所致头痛、眩晕、晕厥等证。青壮年不宜服。

方三　海参淡菜方

组成:海参2~3两,淡菜2~3两,食盐少量。

制法与服法:海参、淡菜,水浸泡发洗净,加水炖至烂熟,加盐少量调味(不可过咸)、或随俗而加调料。共分4~6份,每晚睡前服一份。

功效:滋阴养营,清热除烦。适于阴血久虚,兼虚热证，尤宜于老年患者。

（二）阳虚证治

生理功能简介：

阳，从广义的来说，凡属人体的一切机能活动，皆可以"阳"或"阳气"概称。从狭义来说，"阳"是指人体脏腑的功能活动，故阳虚患者，主要表现为脏腑机能发生衰退，而表现出一系列临床证候。

阳气源受于先天父母，得到后天水谷精微的充养，营血阴精的化生，生发于脏脏，并寓于脏腑之中，与心肺脾肾相关，尤与肾关系更为密切，所以阳气的盛衰，取决于脏腑的正常与否。

证候表现：见神疲懒言，精神萎靡，语音低沉，面目虚浮，唇色淡白，蜷卧嗜睡，不思饮食，脘腹虚胀，或脘腹冷痛，痛势绵绵，喜按喜暖，腰背冷痛，肢软乏力，小便清长，尿后余沥难尽，夜尿量次明显增多，易感风寒；甚则畏寒怕冷，肤凉肢冷，稍劳则心悸心慌、气短自汗，腰以下水肿；危者面色惨白而晦暗，呼吸短浅，冷汗淋漓，二便失禁，救治失宜，或药物难以奏效者，可阳气暴脱而致死亡。舌质多淡嫩苔多白腻而滑。脉象沉细而弱，或沉迟无力；危者，可见沉伏细微。

治疗方法：

（1）阳气久虚，病势平稳者，治当扶阳益精，温肾健脾。可用扶阳益精汤：

熟地黄12克　淮山药15克　山茱萸12克　枸杞子12克　党参20克　炒白术15克　菟丝子12克　巴戟12克　淫羊藿15克　鹿角霜10克。每日一剂，水煎服。或倍量为蜜丸，早晚各6～9克。

加减：寒盛者，加肉桂3～6克、制附片（先煎）9～15克；脘腹冷痛，大便溏泻者，去熟地黄、山茱萸、枸杞子，加炮姜6克、茯苓12克、炒白芍12克；腹胀较甚，或服药后腹胀者，暂去熟地黄、山茱萸、枸杞子，加茯苓12克、藿香9克、砂仁3克；兼水肿者，加泽泻12克、车前子12克；病久虚甚难复，阴寒亦甚者。加东北红参3克、胎盘粉（冲服）6克、鹿茸粉（冲服）300毫克。

（2）危证见阳衰气欲脱者，治急当回阳救逆，益气固脱。可用参附汤。

东北红参3～9克，制附片（先煎）10～15克。每日1至2剂，日夜兼服，每4～6小时一次。

成药：阳虚寒盛者，可服桂附地黄丸；阳虚兼水肿者，可服济生肾气丸；久虚难复者，可服右归丸（附方29）。以上丸药，均为每日二次，早晚各服6～9克。

阳虚证的自我调养法：

阳虚食疗方：

方一　附片生姜羊肉汤

组成：制黑附片9～12克，生姜12～15克，鲜嫩山羊肉1～2斤,食盐适量。

制法与服法:羊肉去筋膜,洗净切细;生姜去皮,拍打碎,与羊肉同炖至烂熟,加食盐适量,食肉喝汤。冬日可常食。

功效:扶阳益精,助阳散寒。适于阳虚寒盛,老年体虚阳衰。

方二 当归生姜羊肉汤

组成:当归9～15克,生姜12～30克,鲜嫩山羊肉1～2斤,食盐适量。

制法与服法:同方一。

功效:扶阳益精,养营补血,助阳散寒。适于阳气久虚,兼阴血不足。脾虚泄泻,或食后腹泻者,不宜服此方。

方三 当归羊肉羹

组成:鲜嫩羊肉500克,黄芪、党参、当归各25克,生姜25克,食盐适量。

制法与服法:羊肉去筋膜,洗净切片;生姜去皮,拍打碎;黄芪、党参、当归洗净纱布包,同炖至羊肉熟透,取出纱布药包,再文火慢炖至羊肉烂熟,加盐适量。晚服适量,或佐餐食之。

功效:扶阳益精,补气养血,温阳散寒。适于阳虚兼气血虚;尤适于老年自衰,阳气已虚,而又兼阴血亏虚,诸气不足等证。

(三) 阴阳俱虚证治

证候表现：儿童可见发育迟缓，精神萎靡，肌肤干涩不润，毛发不荣，稍劳则心慌气短，多汗自汗，呼吸难续，脘腹胀满，不思饮食，腰膝酸软，二便不调，畏寒怕冷，喜温喜热，大便溏泻，小便清长，夜尿增多，蹉卧嗜睡，或见水肿等；遇热、或烦劳，则又可见五心烦热，颧红唇赤，口干欲饮，但饮不多，潮热盗汗等。舌质淡嫩；或见嫩红，舌苔或腻或剥，或舌光无苔。脉沉细而弱，或沉迟而弱。

治疗方法：

(1) 因先天禀赋不足，又加后天失养，阴阳俱虚，发病于儿童、或青年者，应以补益精气，调理脾胃为主。可用补天大造丸加减：

熟地黄30克　枸杞子30克　山萸肉30克　党参30克　炒白术60克　淮山药30克　白茯苓15克　鸡内金15克　胎盘粉30克。诸药烘干，研为细末，炼蜜为丸。成人早晚各服9克，儿童早晚各服3～6克。

(2) 因阴损及阳，先有阴精虚损，阴不化阳，致阴阳俱虚，以阴虚为主者，治当补阴为主，兼顾扶阳。可用：

补阴益精汤（见阴虚证治），酌加鹿角胶（烊化冲服）9克、淫羊藿10克、胎盘片（粉）6克。每日一剂，水煎服。或倍量为蜜丸，早晚各服9克。

(3) 因阳损及阴，先有阳气虚衰日久，阴失阳生，致阴阳俱虚，以阳虚为主者，治当从阳引阴，补阳为主，兼顾益阴。方可用：

扶阳益精汤（见阳虚证治），酌加胎盘片（粉）3～6克。每日一剂，水煎服。或倍量为蜜丸，早晚各服9克。

(4) 阴阳俱虚，日久阴亏阳衰，津液气血皆虚者，治当滋阴扶阳，兼顾补益津液气血。可用滋阴扶阳汤：

熟地黄12克　枸杞子12克　麦门冬12克　山萸肉12克　五味子6克　东北晒参3克　炒白术12克　茯苓10克　菟丝子10克　淫羊藿10克　鹿角胶（烊化冲服）9克。每日一剂，水煎服。或倍量为蜜丸，早晚各服6～9克。

(5) 因老年过衰，阴精亏损，阳气虚衰，体弱多病，病势较缓者，治当滋阴填精，补气扶阳。可用龟鹿二仙膏：

鹿角胶120克　龟板胶120克　枸杞子120克　东北晒参15克　白蜂蜜二斤。

先将枸杞蒸熟研膏；人参研为细末；鹿胶、龟胶蒸化，诸药同时入蜂蜜内，熬炼成膏，装瓶备用。每日二次，早晚各服6～10克，开水冲服。

阴阳俱虚的自我调养法：

(1) 虚损较甚，体力难以支持者，可多卧床休养，配合静养功。虚损未甚，体力尚能支持者，可适当配合体疗、散步、气功、太极拳等。

(2) 切忌滥用补药。

(3) 阴阳俱虚患者，脾胃多属不健，在饮食选择方面，既要注意营养，又要易于消化，食量适度。可适当多食新鲜果汁、瘦猪肉、母鸡肉、牛肉、鲤鱼、鳝鱼等。切忌饮酒生食，暴饮暴食。食后不适，或易致腹泻的食物，不可贪食，以免损伤脾胃。

(4) 食后脘腹胀满，或不思饮食，食少纳呆者，可以练气功，配合脾胃按摩，常能收到良好效果。

(5) 阴阳俱虚食疗方：

方一　母鸡瘦肉汤

组成：乌骨子母鸡一只（2~3斤），鲜嫩瘦猪肉1斤，调料。

制法与服法：母鸡去毛，除内脏，洗净，切碎；猪肉去筋膜，洗净，切碎，同炖至烂熟，加调料，分次食肉喝汤。

功效：滋阴养营，益气扶阳。适于大病重病之后，或久虚难复，阴阳俱虚证。

方二　药制黑豆方

组成：黑大豆250克，熟地黄、山萸肉、茯苓、补骨脂、菟丝子、旱莲草、黑芝麻、当归、桑椹子、五味子、枸杞子、地骨皮各10克。

制法与服法：大豆洗净，水泡发；诸药同煮取汁三次，每次煮30分钟。药汁混合后，加入大豆，小火慢煮至豆熟药汁尽，取出黑豆烘干，或暴晒干，装瓶备用。睡前随量嚼服。

功效：益精扶阳，强筋健骨。适于阴阳俱虚，筋骨痿软，证势不急者；尤宜于老年自衰，阴阳俱虚。老年嚼服困难者，亦可将药豆磨粉，加红糖，开水调服亦可。

第七章　虚损病证自我疗法的选择与应用

在中医长期的医疗实践中，还创造了多种自我疗养方法，诸如气功疗法、按摩疗法、饮食疗法，以及太极拳、五禽戏、易筋经、八段锦等。这些方法可以自行操作，易学易行，疗效可靠，特别适于中老年虚证患者。

在前文中，已提及某些自我疗法，但未作具体说明，现根据临床实用要求，选择气功、按摩、食疗等法，加以介绍，以便读者能够掌握与应用。

一、气功疗法

（一）气功为什么能产生补益功效

1. 培育正气

练功时通过静养，可以减少人体阴精营血的消耗，使阴血得以固守内养，从而达到周护和培育正气的目的。

2. 养心调神

练功时意守入静，能使形体活动减少，精神内守，阳气潜藏，阴精同守，从而使失调的阴阳逐渐归于相对平衡。对因虚所致的心神不安、心肾不交、肝胃失和、脏躁等病证，都可收到较好的调治效果。

3. 调理气机

练功时通过意念的控制，有节律而缓慢细长的呼吸，使膈肌上下运动和腹部有规律的起伏，其强度相当于常人呼吸时的三至四倍，相当于中等量的体育运动，就能使壅滞的气机得到通调，从而增强内脏的功能。因此，练气功后，常可使人感到心情舒畅，呼吸畅利，消化力增强，食量增加。

4. 活利营血

练功时通过呼吸的加强，气机的升降出入，内脏的活动，就能使营血随气而行，推动营血的运行，加速其循环，使由病证所致的血郁畅利，瘀血能除，从而使受损组织得以修复，脏腑形体得养而获康复。特别对于心、肝二脏，以及血脉所致病证，都能获得较好的疗效。

5. 抗衰防老

人至老年，体力衰减，难于进行体育锻炼，而练功是最适于体弱老年的一种运动方法，并具有意气结合，形体与思维都进行运动的特点，从而达到培育正气，减缓自衰，益寿延年的目的。

(二) 练气功的方法与要求

1. 持之以恒

练功必须要有信心和耐心，循序渐进，不能急于求成。初学者每日可练1～2次，每次15～30分钟，经过一段时间后，再逐渐延长练功时间。

2. 身松神静

身松，即身体要放松；神静，即心情要娴静。练功时环境力求安静，或卧、或坐、或站，都应宽衣松带，体无约束感，姿势自然舒适，心情愉快，全神贯注于练功。待身松神静后，再行调整呼吸，往往随呼吸的调节，而又能加强身松神静的状态。

神静在练功中甚为关键，尤以初学练功者，往往思潮起伏，杂念难除，甚至因难于入静而心情烦躁，但只要能坚持，通过呼吸的调节，意守丹田，或默念"静"、"安静"等字句，练习一段时间后，都能达到神静的要求。

3. 意气结合

意即意念，或思维；气在气功中，是指侧重于通过调节呼吸，自主地控制气的升降出入，使之能动能守。意气结合，就是有意自主地调节，或控制呼吸的快慢、长短、粗细、适当的停顿。作为养生，多以意领气行于丹田（小腹部相当于关元穴），守于丹田，以扶养正气；用于扶正祛邪，可以意领气于病位，使气血畅利，攻逐病邪，邪随气除，以达到扶正祛邪的目的。

4. 注意事项

（1）练功前必须先作好准备，解除大小便，避免兴奋，以及烟、酒、茶等的刺激。练功毕后，不要急忙起立劳作，应先活动身体，舒展四肢，以手轻揉两眼，轻摩额面，然后缓缓而起；如为临睡前练功，应先作好入睡准备，待练功毕后，适当舒展肢体，即可入睡。

（2）初学练功者，常出现呼吸不畅，胸部憋闷；或烦躁不安，心跳剧烈，难于入静；或头昏头痛，头部跳痛等不适反应，此多系急于求成，入静不好，吸气太过，闭气停顿时间过长所致，应暂停练功，待心情安定，呼吸调和自如后，再循序渐进地练习。

（3）练功中出现腰背酸痛，或肢体麻木感，多系坐、卧，或站立时间过久所致。虚损患者，或年老体弱者，可先采用坐位背靠式、或卧位式，并在练功过程中，可适当活动身体，即可清除不适感觉。

（4）练功过程中，如出现昏沉嗜睡，或练功后反觉精神困倦乏力，多为正气过虚，练功太过，不能适应所致。应减少练功时间和强度，选择适当的功种，注意呼吸不可过深，以练后心情舒畅，不觉困倦为宜。

（5）感觉状态：在练功过程中，特别是在寒冷季节，出现全身暖和，四肢微热等现象，是正气内聚，阳气外达，气血畅利的表现，属练功中的正常现象。如在练功过程中，尤其在以意领气达于病位，而出现病位热感、胀痛、刺痛、或状如撞袭气难通过的感觉，是正胜攻邪的正常反应，往往随反应的减轻、或消失，气血畅通，病邪除去，病势亦随之好转。

在练功过程中,如出现肌肤麻痒状,或肤如虫行蚁走感,其位游移不定,而又无痛苦感觉者,可不必过虑,只需加强入静,控制呼吸不致过深,经过一段时间的练功后,即可自然消失。

(6) 饥饿、饱食后,以及发烧、过度疲劳、腹泻、外感、重危患者,均不宜练功。

(7) 内功侧重于静养,而腰背肌肉及四肢关节活动量较小。因此,气功并不能完全代替必要的体育活动。在病势不重,体力能支的情况下,还需配合诸如散步、慢跑、游泳、太极拳、五禽戏等活动,才能收到更好的效果。

(三) 适合于虚损病证的功种

气功种类较多,流派各不相同,在此仅择要介绍与虚损病证有关,效果较好的几种功法,以供读者学习。

1. 内养功

特点:以静养为主,呼吸调息平和均匀。

姿势:一般多取右侧卧式,髋部与膝关节微屈舒适,右手平掌,掌心向上托附于右枕头部,左手肘部微屈舒展,放于左髋部,如图1。

亦可坐于沙发、靠椅上,取坐位背靠式;或不拘姿势,但总以身体舒适,四肢舒展,能使身体自然放松为宜。

第七章 虚损病证自我疗法的选择与应用

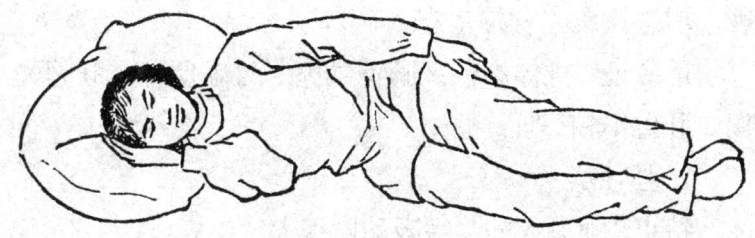

图1　内养功　侧卧式

入静调息法：两目及口唇自然微闭，身体放松，静息片刻，逐渐入静。初学，或难于入静者，可反复默念字句暗示，如"静"、"安静"、"我在练气功，需要安静"等；身体放松困难者，可默念"松"、"放松"、"安静、放松"等。同时配合调息，采用腹式呼吸，气由鼻吸入，吸气时舌尖微附于颚部，缓缓吸气入体内，以意领气由胸经脘腹，而渐至丹田；气至丹田后暂停，初练者可停3～5秒钟，熟练者可延长气停丹田时间，但以不感憋气为宜；其后仍以意领气，由丹田经腹胸，气由口徐徐缓慢呼出，同时舌尖逐渐下落复常态，而完成一呼一吸。呼吸宜每分钟控制在10次左右。

在练功过程中，可出现口津增多，胃肠蠕动加强，属正常现象，口津应缓缓咽入胃中。

每次练功20～30分钟，每日可作2～3次；为保健强身，可于临睡前作。

功效：能通调气机，协调脏腑，活利营血，开胃健脾，增进饮食，安神定志。

适应证：身体虚弱，脾胃气虚，气虚便秘，肝脾失调，肝胃不和等证。

2.强壮功

特点：强调入静，呼吸动度深大。

姿势：

平卧式：自然平卧于床，腘窝部垫一小枕，两膝微屈，两足自然平伸，两手自然平掌，护放于丹田，如图2。

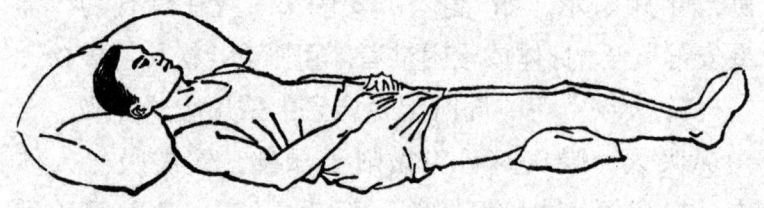

图2　强壮功　平卧式（吸气）

端坐式：端坐于木凳或椅上，两膝屈膝约90度，两膝相距与肩同宽，自然踏地，两肘自然屈曲，平掌放于膝上，两肩自然下垂，含胸。如图3。

盘腿坐式：端坐于垫、或床上，两腿自然盘屈，头颈端正，腰背正直，两肩自然下垂，含胸，两手虎口交叉，附于丹田。如图4。

站式：站立，两足自然踏地，与肩同宽，两足尖略为向内收，腰直胸平，两臂微曲，两手如抱球状，附于丹田两侧。如图5。

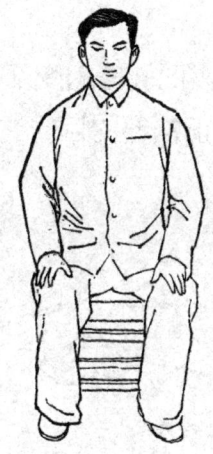 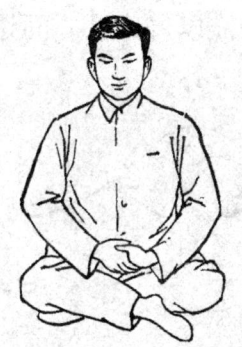

图3 强壮功 端坐式　　图4 强壮功 盘腿坐式

卧式适于体质较弱，虚损较甚者；坐式、站式，适于体质尚可，虚损不甚者，尤适于保健强身。

入静调息法：入静方法与内养功相同。呼吸为深度腹式呼吸，气由鼻徐徐吸入，舌尖微附上颚，以意领气，经胸脘至丹田，气聚腹中，腹随吸气而微向上隆起（如图2），气停腹中片刻，约5～7秒，以不感憋气为宜。而后再以意领气，舌体下沉复原，由腹经胸，脐腹带动全腹微向下沉，

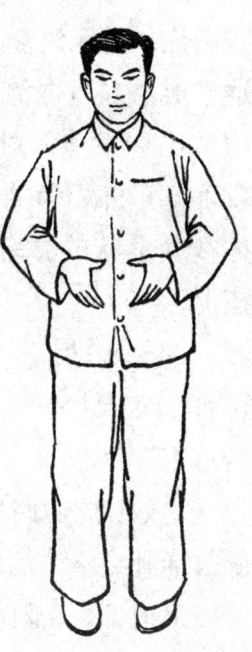

图5 强壮功 站式

如图6，气由口缓缓呼出。

或以意领气至胸胁、腰背、四肢等病变部位，促进气血通畅，以气攻邪，而达扶正祛邪的目的；并可以意领邪随气出外。

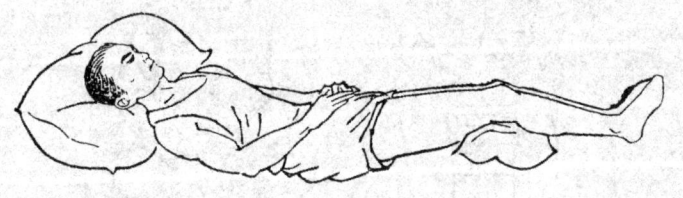

图6　强壮功　呼气式

在练功过程中，如腹中、丹田、肌肤、四肢出现温暖微热，是元气复生，正气内存，内能温养脏腑，外能达于肌肤，气血流畅，经络畅通的表现。如练气攻邪，病位出现发热、跳动、撞袭、刺痛等感觉，是属正气攻邪、正邪相争的正常表现，经过一段时间的练功后，往往随症状的减轻、或消失，疾病亦常随之好转、或痊愈。

每次练功，一般为30～50分钟，住院患者，每日可作2次，上午、晚上各1次。常人宜晨间或晚间作1次。

功效：能通调气机，振奋生机，培育元气，通调血脉，活利经络，活血行瘀，增强脾胃。

适应证：凡阳虚寒盛，脾胃气滞，心肺阳虚，血脉瘀阻，经络气滞，风寒久痹等，均有一定的疗效。无病则能调节脏腑，强壮筋骨，活利营血，疏通经络，开胃健脾，增进饮食，培育正气，抗御外邪。

禁忌：凡属阴虚发热、阴虚阳亢患者，不宜练此功。

3.放松功

特点：以身体放松，神志宁静，自然呼吸为主。

姿势：取平卧高枕微屈膝式，腘窝部垫小软枕，两足自然平伸，两手舒展置于身旁。如图7。

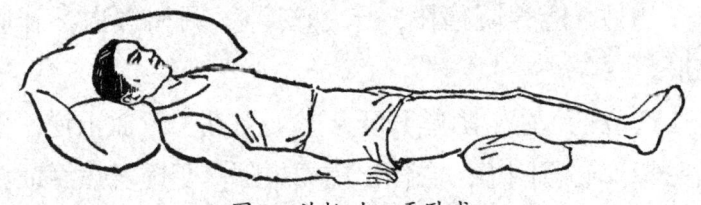

图7　放松功　平卧式

或坐靠于沙发、躺椅上，手足自然舒展，放于适宜位置。同时要求环境安静，避免强光、噪声的刺激。

入静调息法：入静与内养功相同。自然呼吸，气由鼻入口出，力求细缓调匀，吸气时舌尖微附上颚，配合默念"静"、"安静"、"安静好"等字句，呼吸时舌体逐渐复原，配合默念"松"、"放松"、"放松好"、"放松舒适"等字句，并以意念随呼气而依次放松头→颈肩→胸手→背腰腹→髋腿足；或有意识地放松某一病位，如头痛，以放松头为主；心跳、心烦、失眠，以放松心胸为主等。

练功过程中，如能心静神逸，身体舒适，自感欣慰，为正常现象。如见心神不宁，心情烦躁，身热紧束，头痛头晕等症，属不良反应，多为入静不好，呼吸过深，放松不够，或环境不静，心情不宁所致。应暂停练功，可以散散步、读读报，待心境平静后，再行练功。

每次练功约30分钟，每日2～3次，或不拘时，但以午后、临睡前作较好。

功效：能养阴潜阳，宁心安神，调和气血，补脾疏肝。

适应证：适于阴虚肝旺，虚阳上亢，气血上逆，头目眩晕，心肾阴虚，心悸，虚烦失眠，阴虚发热等证。

禁忌：气虚、阳虚者慎用；气虚重证、中气下陷者禁用。

4.徒步呼吸功

特点：徒步配合呼吸，动静结合。

场地选择：清晨早起，最好选择林荫边缘地带，或空气清新之处；雨天或气候特别寒冷时，亦可选择空气流通的厅堂、走道内。

练功方法：练功最好能从春夏温暖季节开始，清晨早起，先舒展四肢，适当活动关节，然后徒步缓行，同时配合呼吸，先略俯头垂肩缩胸，由口将肺内浊气徐徐吹出，可稍停3～4秒钟，以不憋气为宜；然后闭口，略仰头抬肩扩胸，让自然界清新空气由鼻自然缓缓吸入肺内，如此反复操练。

练功过程中，仍然需要注意环境安静，心情恬静，注意力集中于练功调息。道路应平坦而无障碍物，以免分散注意力。

徒步路程的长短，行步速度的快慢，应根据病情的轻重及体力的强弱而定，但以不感劳累为宜。一般行程可控制在500至1000米；病轻体力尚可者，可适当增加。练功毕后，亦可适当打太极拳、五禽戏或其他体育疗法，以增强活利营血，舒展筋骨的功效。

功效：能养神调息，补肺固表，调理气机，吸清呼浊，推陈更新，洁净脏腑，助发生机，培育正气。

适应证：适于肺卫久虚，抵抗力低下，易感外邪，咳嗽气喘证。尤宜于久病体弱老年患者，如能坚持练功，多在一年左右即可获得显效。

二、按摩推拿疗法

按摩推拿疗法是中医学中具有确切疗效，又能治疗多种病证的疗法。其特点为简便易学，不论老幼乐于接受。

现将以自我按摩为主，侧重于扶补脾胃的疗法，介绍如下：

（一）按摩脾胃法

姿势：应在饭后两小时进行，室温适度，宽衣松带,平卧于床,腘窝部垫一小枕,微屈膝,腹部自然放松,全身舒展,静养调息约10分钟,待心情平静,气息调匀后,即可行按摩。

操作方法:先以右手平掌,五指放松,贴附于胃脘部,按上至剑突下,下至脐部,两侧至肋缘的范围,以前臂带动腕关节,手掌由右向左,呈顺时针方向,进行有节律的、轻重适度的圆周按摩,如图8。节律可控制在每分钟18次,相当于一呼一吸按摩绕行一圈。每次按摩以10~25分钟为宜。

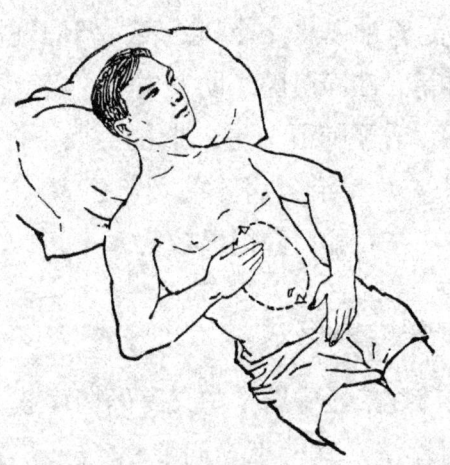

图8 按摩脾胃法

待脾胃按摩毕后,再行理脾导滞法:患者两手平掌,五指放松,以肘带动掌,从剑突沿腹正中两侧,于呼气时缓缓向下按摩推行至少腹两侧,节律保持与呼吸相一致,如图9。每次可作5~10分钟,按摩毕后,可起床舒展活动；或即入睡亦可。

注意事项：

1.过饥、过饱，均不宜作脾胃按摩。

2.应保持身体暖和、室温适度，过冷、或过热，亦不宜作按摩。

3.凡坚持工作的患者；或伴有失眠；或为保健强身，均宜于临睡前按摩；晨间醒后，亦辅作一次，一般可控制在10分钟左右。

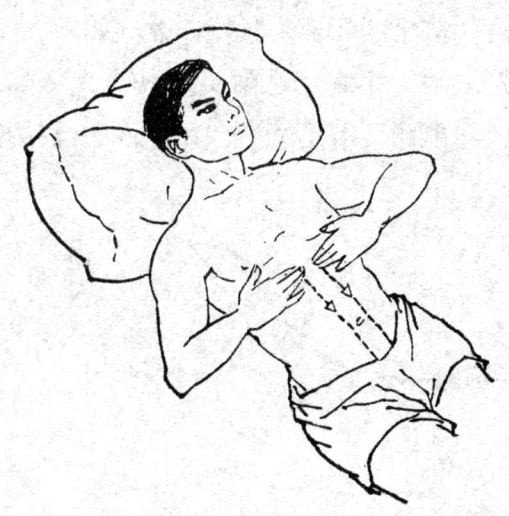

图9　理脾导滞法

4.可与气功配合，先作脾胃按摩，后练气功；或先练气功，后作脾胃按摩，则疗效更佳。

功效：能开胃补脾，理气调中，消积导滞，宁心安神。

适应证：凡属因脾胃虚损所导致的食欲减退，食少纳差，食后脘腹胀满，大便秘结，久虚泄泻，老年脾胃自衰，小儿疳积等证，皆具有较好的疗效。

(二) 推拿捏脊疗法

姿势：患者俯卧，头颈部放置一小枕，头面部依附枕上，两手环抱附枕，腰背部应尽可能放松，小儿可抱俯于怀中。

操作方法：施术者站于顺手位置。部位由颈部大椎穴起，沿脊两侧至腰骶部。其操作顺序如下。

(1) 先以两手平掌，贴附于皮肤，大鱼际部着力，强度适当，以能耐受舒适为宜，由上至下缓缓推揉，如图10。

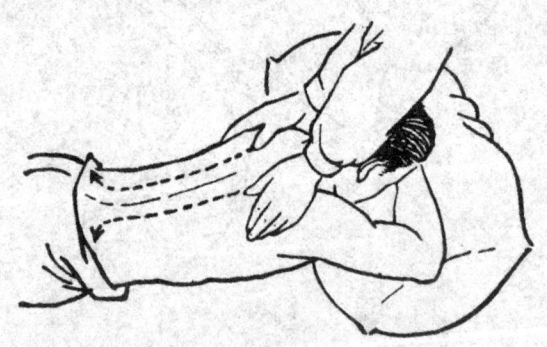

图10　脊旁推揉法

小儿可用右手食指与中指，微屈平行分开，指端紧附脊柱两侧，由上至下缓缓按揉，如图11。

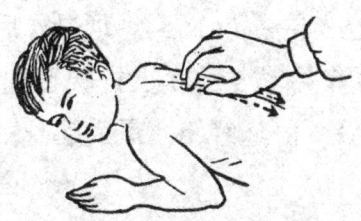

图11 小儿脊旁按揉法

脊旁按揉,可反复作十余次,直至腰脊肌肉放松为止。并可根据脏腑在腰背部相应的俞穴作重点按揉,如心病取心俞,肺病取肺俞,胃病取胃俞,脾病取脾俞,肝病取肝俞、胆俞,肾病取肾俞,肠病取大、小肠俞等,见图16。

(2)捏脊法:(1)项操作完成后,术者以两手拇、食指合作,将腰骶部皮肤轻轻提起,徐徐向上捻转滚动,沿脊两侧由腰骶至大椎穴,反复捻动2~5遍;并可在有关穴位,适当向上提动一下,如图12。本法尤适用于小儿。

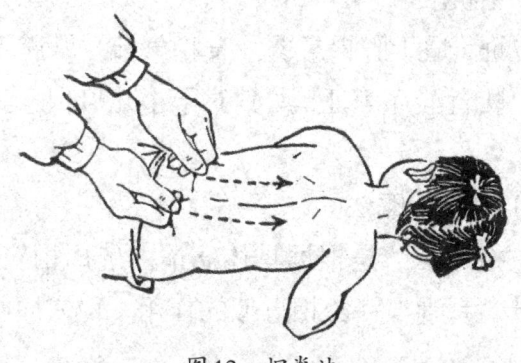

图12 捏脊法

(3) 拍脊法：完成 (1)、(2) 项操作后，再以右手平掌微屈，运动腕关节，适度拍打腰背部，如图13。以进一步舒展腰背，舒通经络，最后起身，舒展四肢，适度活动。

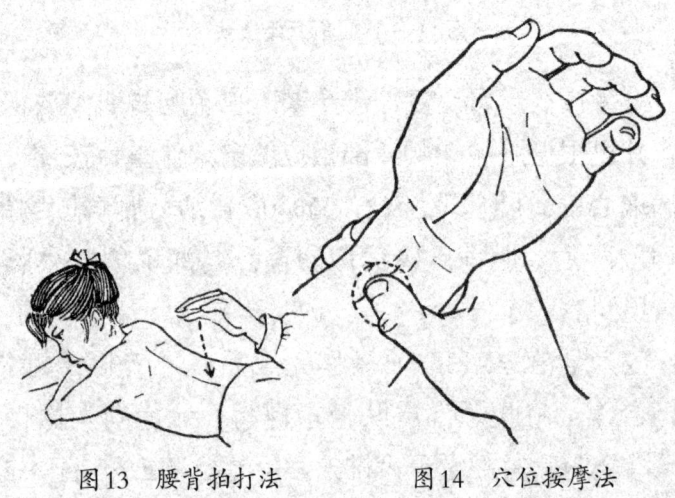

图13　腰背拍打法　　图14　穴位按摩法

功效：能调理脏腑，疏通气血，活利经络，调补脾胃，助发生机。

适应证：适于脾胃虚弱，食积气滞，肝脾不调，肝胃不和，腰背酸痛等证；尤其对于小儿疳积，其效更为显著。

(三) 穴位按摩法

穴位按摩法，是根据具体病情，选择相应的穴位，以指代针，起到与针灸相近似的作用。取穴原则，亦与针灸相同。

本法简单易行，正确取穴后，方便部位可自行操作；不方便部位，可由亲属协助，都能获得较好的疗效。

操作方法：沉肩屈肘悬腕，以拇指端掌面紧贴着力于穴位上，其余手指附着于皮肤，以腕带动指关节，在穴位上呈顺时针方向作圆形均匀按摩，如图14。

按摩速度每分钟可控制在50～60次，并注意动作灵活，轻重适度，能感酸胀微麻为宜。如遇穴位疼痛特别敏感，或出现结节、条索状物，多属脏腑、经络的病理反应，按摩时可由轻到重，逐渐适应。

每穴按摩时间，一般为10分钟。

常用按摩穴位（见后文图15、16）：

(1) 防感冒，通鼻窍：迎香、风池。

(2) 补肺理气：肺俞、膻中。

(3) 宁心安神，治心跳心悸：内关。

(4) 调补脾胃，消食导滞：胃俞、脾俞、中脘、足三里。

(5) 疏肝利胆：胆俞、肝俞。

(6) 补肾固精：肾俞、志室、涌泉。

(7) 其他：可参考针灸取穴。

三、饮食疗法

饮食疗法，又简称为"食疗"。食疗在我国具有悠久的历史，早在周代已专设"食医"，以研究和管理饮食治病；《内经》进一步指出："药毒攻邪，五谷为养，五果为助，五畜为益，五菜为充，气味合而服之，以补精益气。"（《素问·藏气法时论》）又谓："大毒治病，十去其六；常毒治病，十去其七；小毒治病，十去其八；无毒治病，十去其九；谷肉果菜，食养尽之，无使过之，其正也。"（《素问·五常政大论》）其后，唐代的《食疗本草》、宋代的《养老奉亲书》、元代的《饮膳正要》、清代的《随息居饮食谱》，及其他有关中医书籍，都有大量的关于饮食疗法的记载。

饮食，是人体获得营养，维持生命活动的必需物质，同时对某些疾病也具有与药物相同的治疗作用。例如，白扁豆、白萝卜（莱菔子）、海带、雪梨、西瓜、山楂、大枣、糯米、小麦、羊肉、龟肉……既能作为食品，又能药用以疗疾补虚。所以饮食与中药，素有"药食同源"之称。

特别是在以正气虚损为主的病证中，通过调理脾胃，增进饮食，常能获得较好的补虚益损功效，故有"药补不如食补"之说。

为了使食疗能发挥良好的补益和治疗功效，还必须注意下述问题。

(1) 保证饮食质量：应根据不同的病证，选择既符合病情需要，又具有丰富营养，或具某种特殊功效的饮食；在保证质的前提下，还必须具备一定的量，通常通过以适当多食，而获得量的保证。有质有量，才能获得应有的疗效。

(2) 注意兼顾：饮食因品种不同，营养成分各有侧重。人体对营养成分的需求，是多方面的，除蛋白质、脂肪、碳水化合物三大类，还需一定数量的维生素及钙、磷、钾、钠等，因此，饮食宜多品种。

饮食过多过少，或偏食过嗜，都可导致营养成分的失调，而产生弊害。甚至可因人体体质的差异，某些饮食的特异性，引发或诱发某些病症，如鱼、虾能诱发哮喘、荨麻疹；酒能伤胃损肝；糖能滞胃，引发糖尿病等。尤其是某些患者，如慢性腹泻、哮喘等，经多方检查而无明显病因，久治无效者，应注意观察是否由饮食不当所致，只要能除去其病因，常可随之而愈。另一方面，为病情所需，在一定时期内，可暂时少食，或忌食某些食物，在医疗上是必要的，但不应盲目忌食，否则常导致不良后果。

(3) 调护脾胃：脾胃的健衰，与食疗的成功与否密切相关。在保证饮食的质与量的前提下，只要脾胃健盛，就能起到保持健康，和纠正病态的作用，从而发挥食疗的功效。如若脾胃虚衰，饮食减少，药力难行，不但不能补虚救弊，反会加重病势，所以说："脾胃一败，药食难施，诸疾乃生"。

(4) 食疗方式：在保证疗效的前提下，还应该注意随俗适口。我国饮食大体上有南喜甜、北喜咸、东喜辣、西喜酸的习惯，多通过调料而改变其味。但主食与调料，都有其性味的不同，故在选择主食与辅食，以及调料时，应注意性味的调配相宜，才能保证和发挥食疗的功效。例如：鸭肉，其性偏凉，炖食能养阴清热润肺；加生姜、蒜等，则其性偏温，而不适于养阴清热润肺；与冬虫夏草同炖，则又能增强养阴清热润肺的功效。

食疗的食用方式，是多种多样的，既可单独食用，如水果类；亦可以主食、辅食同食，如蔬菜、肉类等；亦可与相应药物配制成汤食、药食粥等食用，如当归生姜羊肉汤、芦根玉竹粥、桂圆大枣粥等；亦可嚼食，如胡桃仁、葡萄干等。以随俗适口，能坚持食用为宜。

(5) 饮食的宜忌：凡津液虚损，宜生津补液，可选用味甘、性凉、微寒多汁食品，如柑橘、甘蔗、雪梨、西瓜、酸梅汤、五汁饮等；辛热燥辣、助阳生热之品，皆宜少食或忌食。营血虚损，宜养营补血，可选用味甘、性平、微温，具有丰富营养的食品，如肉类、蛋类、奶制品、猪骨汤等；一切生冷寒凉，或辛热燥辣之品，均应少食，或忌食。阴精虚损，或兼虚热较甚者，宜养阴清热，填精补髓，可选用味甘咸、性偏凉、微寒食品，如糯米、百合、银耳、淡菜、水牛肉、龟肉、兔肉、鸭肉、鸭子虫草汤等；一切辛温益气助阳生热之品，皆应少食，或忌食。阳气虚衰，或兼阴寒内盛者，宜益气助阳，温阳除寒，可选用味辛、性温热食品，如姜、蒜、羊肉、黄牛肉、鹿肉、狗肉、当归生姜羊肉汤、附片羊肉汤等；一切生冷、寒凉饮食，皆应忌食。脾胃虚衰，肠滑泄泻，食之不受者，应先调补脾胃。凡一切滋腻、易伤脾胃，或食后即腹痛腹泻的食品，皆应暂时忌食，待脾胃好转后，再据病情择食而补之。

第八章 补益药的选择与应用

常用补益药约有二百余味,而由补益药所组成的补益方剂,则数以千计。为使读者能对补益药有所了解,现将常用者分类简介如下。

一、补气药类

(一) 益气、固表药

人参(包括:东北野山参、东北晒参、东北红参、东北糖参、别直参、皮尾参、人参叶、朝鲜红参、西洋参、种洋参等)、党参、黄芪、泡参、太子参等。

本类药物,多属味甘、性平、或微温之品。主要功效为益气固脱,补肺强心,健脾益胃,固表敛汗,兼能生津。主治气虚证。

其中,东北人参,能大补元气,兼能生津,对于脏腑虚衰,气虚重证,以及气虚欲脱危证,都具有可靠的疗效。党参为常用补气药,疗效可靠,作用平和,疗效仅次于人参,而且药源广,多用于脏或腑气虚,以及一般气虚证。泡参补气功效可靠,作用弱于党参,但具有补而不滞邪的优点,临证常用于气虚轻证,尤适用于气虚兼外感、兼湿、兼痰、兼食积等虚实相兼证。太子参补气功效与泡参近似,但性平微凉,兼有清热生津功效,临证主要用于暑热伤气,以及热病所致津气两虚证。黄芪补气功效与党参相同，但独具升阳固表、托里排脓功效，特别适用于肺脾气虚、中气下陷、表虚多汗、疮疡脓已溃而难排出诸证。西洋参功效与东北人参相似，但其性偏凉，生津功效强于东北人参，临证对因温热病所致的津气两虚重证具有可靠的疗效。但本品价昂而货少，可用种洋参、东北晒参、皮尾参等代用。朝鲜红参品质与东北红参基本相同，可酌情选用。

本类药物，如两种以上配合应用，则能大大提高疗效。如党参与黄芪同用，就能起到益气升阳，固表敛汗的功效。根据虚损病位及证型的不同，与相应的药物配伍，则可组成多种以补气为主的方剂，如参附汤、生脉散、四君子汤、补中益气汤、归脾汤、十全大补汤等。

常用剂量：东北人参、朝鲜红参、西洋参等，一般每日剂量可用3～9克；党参、黄芪、泡参、太子参等，每日量可用10～30克。

凡阴虚证，特别是阴虚发热证，应慎用、忌用本类药物。

(二) 益气、健脾、开胃药

白术、茯苓、白扁豆、淮山药、饴糖、炙甘草、大枣、山楂、鸡内金、谷麦、麦芽等。

本类药物，多属味甘、性平、或微温、或微凉之品。具有补脾健胃，消食导滞作用。本类药物并无直接补气功效，主要是通过扶补脾胃，使脾胃得健，增进饮食，津液气血阴精化源充沛，形体得充，脏腑得养，生机焕发，则气有生发之源，从而达到补气的目的，适用于因脾胃虚损而导致的气虚证。

其中：白术、茯苓、白扁豆，既能补脾开胃，又能渗湿，临证多用于脾虚兼湿滞。淮山药、饴糖、大枣、炙甘草，能补脾养胃，滋阴养营，临证主要用于脾胃劳伤、脾胃阴虚证。山楂、鸡内金、谷芽、麦芽等，既能开胃健脾，又能消食导滞，其中山楂、鸡内金长于消化肉食；谷芽、麦芽，长于消化谷食、面食。

本类药物，常与人参、党参、泡参、黄芪等配伍，以增强益气健脾的功效，主要用于脾胃气虚证；与藿香、佩兰、神曲、砂仁等配伍，能健脾开胃化湿，主要用于脾胃气虚兼湿证；茯苓、山楂，与半夏、神曲、陈皮、连翘、莱菔子等配伍，则为保和丸，是消食导滞、开胃健脾的代表方。

常用剂量：一般为9～15克。

二、补阳药类

（一）扶阳益精药

胎盘粉、肉苁蓉、巴戟天、杜仲、补骨脂、锁阳、续断、菟丝子、狗脊、沙苑蒺藜、冬虫夏草、益智仁、骨碎补、胡桃肉等。

本类药物，多属味甘、性微温之品。既能扶阳，又兼能补阴精。临证对阳虚兼阴精不足。或阴阳俱虚者，甚为相宜，尤侧重于补益下焦肝肾阳气。

其中：胎盘粉（又名紫河车），能扶阳益精，补气补血，为扶补元气的要药，且药性平和，疗效可靠，无论先天禀赋不足，或久病虚损，老年自衰，皆可应用，可谓补药中佳品。肉苁蓉、锁阳、沙苑蒺藜等，既能扶阳益精，又兼能润肠通便，对阳虚阴不足，肠枯便燥者，最为相宜。菟丝子、益智仁、锁阳、沙苑蒺藜等，扶阳又兼能固精缩尿，对阳虚兼有遗精、多尿者较为相宜。杜仲、巴戟天、补骨脂、骨碎补、狗脊、续断等，既能扶阳益精，又能强筋健骨、温经散寒，适用于阳虚兼寒痹，腰脊劳损，筋骨损伤，久病难治之证。冬虫夏草、胡桃肉，性温而润，下能温肾扶阳纳气，上能润肺化痰止血，对肺肾虚损较为相宜。

常用剂量：一般9～12克。

(二) 温肾壮阳药

鹿茸（鹿角片、鹿角霜、鹿胎膏、鹿血、鹿胶等）、蛤蚧、仙茅、淫羊藿、海狗肾、海马、阳起石、胡芦巴、蛇床子、韭菜子等。

本类药物，多属味甘、咸、性温之品。主要功能为温肾壮阳，扶阳散寒。适用于阳气虚衰，肾阳衰微，尤适于阳虚寒盛证。

其中：鹿茸（包括所属制剂），能温肾助阳，大补元气。尤长于壮阳散寒，对大病后阳虚寒盛，老年阳衰，其效甚佳；其余鹿属制品，功效与鹿茸近似，但其效则大大弱于鹿茸，多用于阳虚兼寒轻证。淫羊藿、仙茅等，性温而不燥，疗效可靠，作用持久，为临证最常用的温肾壮阳药。蛤蚧，既能温肾壮阳，又能摄纳肺气，特别适用于肺肾虚损，肾虚哮喘证。海狗肾、海马、阳起石、胡芦巴、韭菜子等，能温肾壮阳，但其性偏燥，对阳虚兼寒者，寒邪去除即应停用。

本类药物，温阳散寒功效强于扶阳益精类药物，但其益精的功效则又弱于扶阳益精药。由于本类药温热性较强，对素体偏于阴虚，或阳虚已损及阴，或阴阳俱虚证，用之稍过则易导致助阳伤阴的弊病。其中特别是鹿茸、及其所属制品，性温而易升，对儿童及青壮年，不可滥用。本类药如需久服，常酌情与养阴益精药配伍，以减少助阳伤阴的弊病。

常用剂量：一般为9～12克。鹿茸多入丸药，鹿茸粉冲服，一周量为0.1～0.3克，分数次服。

（三）温阳除寒药

制附片、肉桂、桂枝、干姜、炮姜、吴茱萸、小茴香等。

本类药物，皆属味辛，性温热之品。主要功效为温阳除寒。适用于阳虚寒盛，寒凝经脉等证。

其中：制附片，能温阳除寒，回阳救逆，作用于诸脏腑，通行于十二经脉，为治阳气虚衰，阴寒内盛之要药；与人参配伍，为有名的"参附汤"，主治阴衰厥逆，气虚欲脱之危证。肉桂，长于温补心肾二脏，尤以玉桂（上桂），性温而不燥，配伍渗湿利尿药物，对心肾阳虚所致水肿，其效甚佳。桂枝、干姜，长于温经散寒，活利营血，适用于阳虚寒凝经脉，或风寒痹证。炮姜、姜炭，长于温中（胃、脾）散寒，收敛止血，适用于脾胃虚寒，以及胃肠道属虚寒型的呕血、便血等证。吴茱萸、小茴香，温肝散寒，又兼能温中降逆和胃，适用于因虚寒所致肝胃不和证。

本类药物，两种以上合用，则温阳除寒功效倍增。但其性偏燥，临证应用必须具有"寒盛"主证，并且寒除即应减量、或停用；过用则易助阳化燥化火，伤损阴津，故凡阴津已虚者，当慎用、或忌用。

常用剂量：一般为6～9克。

三、补津液药类

鲜芦根、天花粉、北沙参、南沙参（土明参）、鲜玉竹、鲜石斛、鲜麦冬、鲜生地、生谷芽、白茅根、甘蔗汁，以及各种鲜水果汁。

本类药物，多属味甘、性凉、或微寒之品。功效在于生津补液，兼能清热益阴。生津补液清热，以鲜品最佳；干品则清热力减弱，益阴功效增强。临证主要适用于津液亏损，阴虚热盛等证。

其中：芦根、天花粉、生地、谷芽、白茅根等，多用于热性病早期、中期时的肺胃阴亏，津液不足。北沙参、南沙参、麦门冬等，长于养肺阴，对肺燥咳喘较为相宜。麦冬，最长于养心阴，对心阴亏损，效果较佳。生地、白茅根，又长于清热凉血止血，凡因热伤脉络，热迫血溢而致出血者，皆具有较好疗效。生谷芽兼能消食，对脾胃津虚兼食滞、食积者，较为相宜。各种鲜果汁，如西瓜汁、梨汁、橘子汁等，既能生津补液，又能养营益阴，取材方便，功效显著，用于阴虚发热，或热性病，津液虚损，胃气不和，恶心厌食，拒食呕吐，药物难入者，以少量多次凉服、或温服，效果甚佳。

本类药物，药性平和，疗效可靠，用于热性病多与清热解毒药配伍；用于阴虚发热证多与滋阴益精药配伍。本类药多偏于寒凉，对脾胃虚弱者，应注意兼顾脾胃。

常用剂量：一般为9～30克。

四、补营血药类

当归、阿胶、鸡血藤膏、丹参、仙鹤草、熟地黄、制何首乌、白芍、大枣等。

本类药性味可分两大类：一类味甘，性温；另一类味苦辛，性微凉。主要功效为养营补血，兼能活血、调营、止血。适用于营血虚损、营血瘀阻，以及出血等证。

其中：当归、阿胶、鸡血藤膏、仙鹤草、熟地黄、何首乌等，能直接补益营血，疗效可靠。仙鹤草、阿胶，尤长于止血，配合相应的药物，对多种急、慢性出血病证，具有较好疗效。丹参、当归、鸡血藤膏等，既能养营补血，又能活血化瘀，对营血虚损，兼血脉不畅、营血瘀阻，具有较好的疗效。白芍，既能养血敛阴，又能缓急止痛、平肝潜阳，对血虚痛证，血虚发热，阴虚肝旺等证，具有可靠疗效。当归、阿胶、何首乌等，又兼能润肠通便，对因阴血虚损所致肠枯便秘证，尤为相宜。

本类药与补气药配伍，则能气血双补，方如八珍汤、十全大补汤等；与滋阴益精药配伍，则能滋阴养血，适用于阴血虚损证。但本类部分药其性常兼腻滑，如当归、何首乌、熟地等，对腹泻者应慎用，并应兼顾脾胃。

常用剂量，一般为9～12克。

五、滋阴益精药类

熟地黄、制何首乌、龟板、龟板胶、鳖甲、鳖甲胶、枸杞子、山茱萸、桑椹子、桑椹膏、女贞子、天门冬、麦冬、玄参、黄精、百合、旱莲草、五味子、胎盘粉、鹿角胶等。

本类药物，主要功效为滋阴益精，填精补髓。适用于阴虚证，或阴精亏损。根据性味、功效，以及治疗的侧重，又可分为如下数类：

其中：熟地黄、制何首乌、枸杞子、桑椹子、桑椹膏等，多属味甘、性平、或微温之品。既能滋阴益精，又能养营益血。适用于阴精虚损，兼血虚证。枸杞子兼能明目；制何首乌、桑椹子、桑椹膏，兼能乌须黑发，对脱发、须发早白，具有一定的疗效。

龟板、龟板胶、鳖甲、鳖甲胶、鹿角胶、胎盘粉等，多属味咸，性平、或微温之品。能填精补髓，滋阴育阳，兼能补营血。适用于阴精亏损，髓海不足，营血虚少，久虚难复之阴精虚损重证。其中鳖甲兼能软坚散结；鹿角胶、胎盘粉，兼能扶阳，对阴阳俱虚，久虚难复者，其效尤佳。

天门冬、麦门冬、旱莲草、玄参等，多属味甘，性凉、或微寒之品。能养阴生津，兼能清虚热。适用于阴津虚损、阴虚发热证。旱莲草兼能止血，适用于阴虚咯血、尿血证。

山茱萸、五味子，味酸，性微温。能滋阴益精，兼能敛汗涩精。山茱萸侧重于补肾固精，适用于肾精亏损，精关失固所致遗精、滑精等证。五味子侧重于敛肺止汗，适用于肺卫虚损，表气失固，所致久咳、自汗、多汗、盗汗、漏汗等证。

本类药物，性多滋腻，如服用过多过久，有碍脾胃消化，所以特别应注意兼顾扶补脾胃。

常用剂量：一般为9～12克。膏剂、胶类，应冲服、或烊化冲服；散剂冲服，或入丸剂。

附一 食疗品种介绍

为使读者根据病情，选择食品时有所依据，现将常食品种，分为蔬菜、果品、粮豆、肉鱼奶、辅食、调料等类；并分列品名、性味、归属、功效、适应证、禁忌等项，列表简介于后，以供参考。

1. 蔬菜类

品名	性味	归属	功效	适应证	禁忌
卷心白（甘蓝）	甘平	胃、肠、肺	养胃实脾、生津养营	胃脘疼痛、肺胃津虚、阴虚肝旺	
红萝卜	甘平	五脏、胃	养营补脏、益胃明目	营血亏虚、脏腑失养、视减夜盲	
南瓜	甘平	胃、肠	养胃实脾、清热润肠	脾胃阴虚、阴虚便秘	过食则胸、脘气闷
白扁豆	甘平	脾、胃、肠	健脾开胃、消食导滞	脾胃气虚、食欲不振、脾虚食积	
豇豆	甘平	脾、胃、肠	理气健脾、消食导滞	脾胃虚弱、食积气滞、小儿疳积	
藕	生：甘凉	心、脾、胃	生津补液、润肺止血、清热除烦	肺胃津虚、肺燥咳血、阴虚发热	阳虚寒盛，脾胃虚弱
	熟：甘温	心、肝、脾、胃	养营益阴、健胃补脾	阴血虚损、脏腑失养、脾胃阴虚	脾胃气滞者，宜逐渐增量

续表

品名	性味	归属	功效	适应证	禁忌
生姜	辛热	胃、脾、肠	温胃散寒、醒脾开胃、助阳发汗	脾胃虚寒、食欲不振、外感风寒	外感热证、阴虚证、皮肤瘙痒
葱类	辛温	肺、胃	开胃醒脾、通阳解表	食欲不振、风寒感冒	肺胃阴虚、表虚多汗
大蒜	辛热	胃、脾、肾	温补脾肾、消食杀虫	脾肾阳虚、胃寒气滞、腹泻痢疾	阴虚证、阴虚阳亢、肺胃津虚
韭菜	辛温	胃、脾、肾	温中理气、温肾扶阳	脘腹冷痛、肾虚阳痿	阴虚证，风疹疮毒
芹菜	辛温	胃、脾	温胃理气、开胃醒脾	脾胃气滞、食欲不振	阴津虚、皮肤瘙痒
团葱（薤白）	辛苦温	心、胃、脾、肠	理气宣痹、温中散寒、消食导滞	阳虚心痹、脾胃虚寒、食积气滞	阴虚证、胃阴津虚
黄豆芽	甘微温	脾、胃、肝、筋	开胃健脾、补肝强筋、疏经活络	食欲减退、筋骨软弱、肢麻转筋	
番茄（西红柿）	甘酸微凉	脾、胃、肺、肝	生津止渴、清热缓肝	肺胃津虚、阴虚发热、肝阳偏亢	脾胃虚寒、泄泻
菠菜	甘凉滑	胃、肠	养胃调中、润肠通便	阴虚胃热、肠热便秘	脾胃虚寒、泄泻
白菜	甘平微凉	胃、肠、膀胱	清热除烦、通肠利尿	阴虚烦热、大便结燥、小便黄热	脾胃虚寒、肠滑泄泻
茄子	甘微凉	胃、肠	理气宽肠、散血止痛	胃肠气滞、外敷疮毒	脾虚腹泻

335

续表

品名	性味	归属	功效	适应证	禁忌
黄瓜	甘凉寒	胃、肠、膀胱	生津止渴、清热利尿	胃津虚损、阴虚胃热、小便热痛	脾胃虚寒、脾虚腹泻
苦瓜	苦寒	胃、心、肝	清热除烦、清心宁神、清热平肝	心胃阴虚、虚热内扰、肝热阳亢	阳虚证、脾胃虚寒
竹笋	甘微苦凉	胃、大肠、肺	生津益胃、清热除烦、理气宽肠	肺胃津虚、虚热扰心、大便滞行	脾胃虚衰
窝笋	甘微苦凉	肺、胃	生津益胃、清热除烦	肺胃津虚、虚热内扰	脾胃虚寒
绿豆芽	甘凉	肺、胃、膀胱	生津益胃、清暑利尿	肺胃津虚、伤暑尿热	

2. 果品类

品名	性味	归属	功效	适应证	禁忌
苹果	甘酸平	心、肺、脾、胃、肝	生津益胃、补脾养营	肺胃津虚、营血虚损、脾胃虚弱	
白果	甘苦平涩	肺、肾	补肾敛肺、固摄平喘	久病咳喘、肾虚哮喘、白带过多	有小毒，食用须蒸、或炒熟
甘蔗	甘甜微凉	肺、胃、心	生津补液、养营润肺	肺胃津虚、热病损液、营血虚损	多食伤胃、腹胀
葡萄	甘酸平微凉	肺、胃、心	生津止渴、养心宁神	肺胃津虚、心阴虚损、心烦失眠	

续表

品种	性味	归经	功效	适应证	禁忌
橘子	甘酸平微温	肺、胃、脾	生津止渴、润肺化痰、理气健脾	肺胃津虚、咳嗽多痰、脾胃气滞	阴虚热盛、肺燥
桃	甘酸平微温	肺、胃、脾	益胃实脾、润肺止咳、润肠通便	脾胃阴虚、肺燥咳嗽、肠枯便秘	多食易出现心慌感
李	甘酸微温	胃、脾	开胃醒脾、消食导滞	食欲不振、谷食伤胃	多食反易腹胀
杏、梅	甘酸微温	肺、脾、胃	生津止渴、润肺止咳、养营补心	肺胃津虚、肺燥咳嗽、心营不足	
桂圆	甘酸微温	胃、心	生津益胃、补心安神	胃津不足、心气久虚	阴虚内热
山楂	甘酸微温	胃、脾、心、肠	消食导滞、开胃醒脾、活利营血	肉食过多、脾胃气滞、营血腻滞	过食耗气
大枣	甘平微温	脾、心、胃	开胃实脾、养营补血	脾胃气虚、营血亏虚	脾胃气滞
核桃	甘平温	肺、肾	滋阴益精、温肾纳气	阴精虚损、肾虚哮喘	
广柑	甘酸凉	肺、胃、脾	生津止渴、润肺化痰、理气健脾	肺胃津虚、肺燥咳嗽、脾胃气滞	脾胃虚寒、脾虚泄泻
梨（雪梨、鸭梨）	甘微酸凉寒	肺、胃、心、脾	生津补液、养阴润肺、清心除烦	津液虚损、肺胃津虚、肺燥咳嗽、阴虚发热	阳虚寒盛，脾胃腹泻
西瓜	甘凉寒	肺、胃、心、脾	生津补液、养营益阴、清热消暑	津液虚损、阴虚热盛、中暑烦渴	阳虚寒盛、脾胃虚寒

续表

柠檬	酸凉	胃、脾、肝	生津止渴、理脾缓肝	胃津虚损、脾胃气滞、肝脾不调	脾胃虚寒
香蕉	甘凉润	肺、脾、胃、大肠	养胃实脾、润肺通便	脾胃阴虚、肺燥咳嗽、肠枯便秘	阳虚寒盛、泄泻
柿	生：甘凉涩	肺、胃、大肠	益胃润肺、润肠通便	肺胃阴虚、阴虚便秘	脾胃虚寒、泄泻
	饼：甘温涩	肺、心、肝、肾	润肺养心、益胃补脾、滋肾养肝	心肺阴虚、脾虚久泻、肝肾阴虚	

本类食品，多属汁多而营养丰富。既是常食果品，又能调补治病，凡津液虚损，营阴亏虚，阴虚发热，皆可适当多食。脾胃虚寒，阳虚寒盛证，宜少食、或忌食。其副产品，如橘皮、杏仁、乌梅等，又为常用中药。

3.粮豆类

品名	性味	归属	功效	适应证	禁忌
大米	甘平	脏腑、营血、阴精	养营脏腑、益气补血、滋养阴精		
糯米	甘平微凉	脾、胃、心、肾	养胃实脾、滋阴益血	阴津虚损、营血亏虚、脾胃阴虚	过食伤胃，常与健脾药同熬粥
小麦	甘：北凉南温	脾、胃、心、营	补营实脾、养脏润燥	营血虚损、脏腑亏虚、阴虚脏躁	

续表

品名	性味	归属	功效	适应证	禁忌
小米	甘平	脏腑、营阴	养营益阴、健脾除湿、和胃安眠	脏腑亏虚、脾虚湿滞、胃虚失眠	
赤小豆	甘平微温	心、肾、小肠、膀胱	养营和胃、消食利尿、健脾除湿	营血虚少、食积气滞、小便不利	
绿豆	甘凉	胃、肺、心	益胃生津、消暑清热	肺胃津虚、暑热伤津	阳虚寒盛、脾虚泄泻
黄豆（豆浆、豆腐）	甘、微温	脏腑	补脾养营、滋养脏腑	脏腑失养、营阴虚损	过食滞脾
黑豆	甘咸微温	脾、胃、心、肾	益胃补脾、养心滋肾	脾胃虚弱、心肾阴虚	

4. 肉鱼奶类

品名	性味	归属	功效	适应证	禁忌
猪肉	甘咸平（肥肉偏温）	脏腑、阴精、营血	养血补精、滋养脏腑、润养肌肤、强筋健骨	精血虚损、脏腑失养、久病虚弱、筋骨痿软	肥肉过食则生痰、营血滋腻
牛肉（牛奶）	甘咸黄牛偏温、水牛偏凉	脏腑、阴精、营血	滋养脏腑、养营肌肤、养血益精	脏腑失养、精血虚损、久病虚弱	
羊肉（羊奶）	甘咸温热	心、胃、脾、肾	益气扶阳、滋阴养血、补心温肾	阳虚寒盛、阴血虚损、心肾阳虚	阴虚热盛、肝肾阴虚
狗肉	甘咸温热	脾、肾	扶阳滋阴、温肾暖脾	阳虚寒盛、精血亏虚、脾肾阳虚	阴津虚损、虚热内盛

续表

品名	性味	归属	功效	适应证	禁忌
鹿肉	咸温大热	心、脾、肾	温阳除寒、滋阴益血、温肾暖脾	阳虚寒盛、精血亏损、脾肾阳虚	阴虚热盛、肝阳上亢
母鸡肉（鸡蛋）	甘平微温	心、肝、脾、肾	养营益血、滋阴补精	营血虚损、阴精虚损、脏腑失养	
公鸡肉	甘温热	心、脾、肾	滋阴扶阳、温中补虚、养营益血	阴阳俱虚、脾肾阳虚、营血虚损	阴虚热盛
鹅肉（鹅蛋）	甘平	心、脾、肾	滋阴养血、养营实脾	阴血虚损、脏腑失养	可引发疮毒、痼疾
鸭肉（鸭蛋）	甘平微凉	心、肺、脾、肾	滋阴养血、清热润肺	阴血虚损、阴虚肺燥、阴虚发热	阴虚寒盛、脾胃虚寒
兔肉	甘平凉	心、脾	滋阴养血、补心安神	阴血虚损、阴虚失眠	脾胃虚寒
鲫鱼	甘温	胃、脾、肾、心	养营益血、温中补虚、温肾利湿	阴血虚损、脾胃虚衰、肾虚水肿	
鲤鱼	甘温	心、脾、肾	养营益血、温肾补脾	阴血虚损、脏腑失养、脾肾阳虚	
鳝鱼	甘温	脾、胃、心、肝	养营益血、益气健脾	气血虚损、脾胃虚弱、小儿疳积	
泥鳅	甘平	心、脾、胃	养营益血、益气健脾	气血虚损、脾胃虚弱	

续表

品名	性味	归属	功效	适应证	禁忌
团鱼	甘咸凉	心、肝、肾	滋阴养血、益精补髓	阴血虚损、精髓亏虚、阴虚发热	阳虚寒盛、脾胃虚寒
黄花鱼	甘平	脾、胃、心、肾	滋阴养血、益胃健脾	阴血虚损、脾胃虚弱	
墨鱼	甘咸	心、肝、胃、肾	滋阴补血、益胃健脾、润肠通便	阴血虚损、脾胃虚弱、肠枯便秘	
海参	甘咸微寒	心、肾	养血润燥、补肾益精	营血虚损、肾阴亏损	脾虚、虚寒
龟肉	甘寒偏凉	心、肝、肾	滋阴养血、补肾益精	阴血亏损、肝肾阴虚、阴虚痨热	阳虚寒盛
淡菜	咸凉	肺、胃、肝、肾	生津益胃、养阴清热	肺胃津虚、肝肾阴虚、阴虚发热	脾胃虚寒
海哲皮	咸凉	肺、胃	清热生津、养胃润肺	肺胃津虚、肺燥咳嗽	
螃蟹	咸寒	肝、胃	补肝养筋、理气消食	肝虚筋软、脾虚食滞	
田螺肉	甘寒	胃、大肠、肾	养阴清热、导滞利湿	阴虚发热、阴虚便秘、水湿不利	脾胃虚寒
乌梢蛇肉	甘平微温	心、脾、肾、经络	养营补脾、扶阳散寒、疏经活络	阴血虚损、阳虚寒盛、风寒痹证	

续表

5.辅食类

品名	性味	归属	功效	适应证	禁忌
蜂蜜	甘甜平	心、肺、脾胃	生津补液、养营益血、滋养脏腑、润泽肌肤	津液虚损、营血虚损、脏腑失养、阴虚便秘	脾虚泄泻
白糖	甘甜微凉	脾、胃、肝	生津养营、益胃润肺	津液虚损、营阴亏虚、肺胃津虚	多食伤胃、尿糖
红糖	甘甜微温	心、脾	养营补血、活血行瘀	营血虚损、寒滞血瘀	
麦芽糖（饴糖）	甘甜温	脾、胃、肺、心	养营益血、温中补虚、润肺止咳	脏腑失养、脾胃虚寒、肺燥咳嗽	
莲子（莲肉）	甘平微苦凉	心、脾、肾	健脾固肾、养心宁神	脾虚泄泻、心肾阴虚、虚烦失眠、遗精滑精	
花生米	甘平	心、脾、肺、胃	养营益血、实脾润肺	营血虚损、皮下出血、阴虚便秘、肺燥咳嗽	
百合	甘平	心、肺、肾	生津养营、滋阴润燥	心肾阴虚、肺肾阴虚、肺燥便秘	多食滞脾
银耳（黑、白）	甘平微凉	心、肺、胃、肾	生津养营、滋阴润燥、润肠通便	心肾阴虚、肺肾阴虚、肺燥便秘	阴虚寒盛、脾虚泄泻
海带	甘咸微寒	胃、肝、肾	滋阴软坚、消瘿化积	肝肾阴虚、瘿瘤积块	

续表

品名	性味	归属	功效	适应证	禁忌
茶叶	甘微苦涩	心、脾、胃、脑、大肠	生津止渴、提神醒脑、消食化腻、利尿止泻	肺胃津虚、精神不振、油肉食积、脾虚泄泻	阴虚阳亢、阴虚热盛
酒类	辛热有毒	胃、心、肝、经络	小量：温胃散寒、疏经活络、活血化瘀	寒邪犯胃、寒凝经脉、风寒痹证、血脉瘀阻	嗜酒多饮，则伤脾胃、损肝体、耗阴伐阳

6. 调料类

本类食品，常用有：姜、葱、蒜、食盐、酱、酱油、食醋、胡椒、花椒、桂皮、八角、茴香等。

其中除食醋味酸、性偏凉之外，其余品种多属味辛、性温、热、辣之品，多能开胃醒脾，温中散寒。作为调料，用量较少，配于温热性食品中，可增强温热之性，而起到加强功效作用；配于平和食品中，可使其性偏温；配于寒凉性食品中，可减弱寒凉清热的作用。因此，如选择食品补虚治病，亦应注意调料的选择配合，使之与病证符合，从而保证食疗的效果。

附二 针灸、按摩穴位图示

1.头、面、胸腹、四肢穴位
①百会
取穴：头顶正中，于头部前后正中线与两耳尖连线之交点。
功效：益气助阳，补虚固脱。
主治：气虚、阳虚所致头昏、头痛、脱肛、阴挺（子宫脱垂）等证。
手法：斜刺5～8分；灸3～5分钟。
②迎香
取穴：鼻翼外缘旁约五分。
功效：通鼻窍，防感冒。
主治：鼻塞，嗅觉减退。
手法：斜刺3～5分。早晚按摩，配合风池，可增强卫外能力，预防感冒。
③膻中
取穴：两乳连线与胸前正中线交点，平第四肋间隙。
功效：理气止痛，止咳平喘。
主治：胸痹胸痛，咳嗽哮喘。
手法：斜刺5～8分；灸5～8分钟。
④期门
取穴：锁骨中线，第六肋间隙处。或第九肋软骨附

着部下缘。

功效：疏肝理脾，行气止痛。

主治：肝郁气滞，肝脾不调，胁部疼痛。

手法：斜刺5~8分。

⑤章门

取穴：第十一浮肋尖端部。

功效：疏肝和胃，行气止痛，降逆止呕。

主治：肝胃不和，胁部疼痛，恶心呕吐。

手法：斜刺5~8分；灸3~5分钟。

⑥中脘

取穴：剑突下与脐部连线的中点。

功效：开胃健脾，温中散寒，降逆止呕。

主治：胃脘疼痛，不思饮食，食后胃胀，恶心呕吐。

手法：直刺8分~1寸；虚寒者宜灸5~10分钟。

⑦天枢

取穴：脐中旁开2寸（或二横指）。

功效：理脾健胃，行气导滞，通便止泻。

主治：脾虚腹胀，食欲不振，痢疾泄泻，气虚便秘，久虚腹泻。

手法：直刺1~1.5寸；久虚，虚寒，加灸5~10分钟。

⑧气海

取穴：脐下1.5寸处。

功效：益气扶阳，固精缩尿，理气调经。

主治：气虚，阳虚，腹胀腹泻，遗精遗尿，月经不调。
手法：直刺1～1.5寸；灸5～10分钟。

⑨关元
取穴：脐下3寸，耻骨联合上2寸。（丹田亦指此处）
功效：益气扶阳，温补下元。
主治：气虚，阳虚，久泻久痢，遗精阳痿，白带过多，小腹冷痛，遗尿，尿闭等。
手法：直刺1～1.5寸；灸8～15分钟。

⑩内关
取穴：腕横纹正中向上2寸（相当于二横指），两筋之间。
功效：宁心安神，镇痛止呕。
主治：心跳心慌，心动过速，胃脘疼痛，恶心呕吐，心痹胸痛。
手法：直刺5～8分。痛证可留针1～2小时。灸3～5分钟。

⑪神门
取穴：腕横纹小指侧，外三分之一凹陷处。
功效：宁心安神。
主治：心跳心慌，失眠多梦。
手法：直刺、或斜刺5～8分；灸3～5分钟。

⑫足三里
取穴：外膝眼下3寸，胫骨外侧缘略一横指处。或

以同侧掌心正对髌骨中心，手指自然下垂，中指正对胫骨，无名指所指外侧缘处。

功效：调补脾胃。

主治：脾胃虚弱，久痢久泻，脘腹疼痛，肝旺脾弱，偏瘫等。

手法：直刺1.5~2寸。虚寒者，以灸为主，可灸8~15分钟。

⑬阳陵泉

取穴：屈膝位，膝下小腿外侧，腓骨小头前下缘凹陷处。

功效：疏肝利胆，疏通经络。

主治：肝郁气滞，胆汁不利，偏瘫，膝关节痛。

手法：由外侧向内侧直刺1~1.5寸。灸3~5分钟。

⑭三阴交

取穴：胫骨内后侧缘，内踝上3寸。

功效：补阴益血，调补脾胃，固精止崩，宁心安神。

主治：阴血虚损，脾胃虚弱，遗精滑精，经多崩漏，阴虚失眠。

手法：由内向外直刺1~1.5寸。偏于阳虚者，宜加灸3~5分钟；偏于阴虚兼热者，应忌灸。

⑮涌泉

取穴：足底前三分之一正中，跷足时呈凹陷处。

功效：补阴潜阳，醒脑开窍。

主治：肾阴亏损，肝阳上亢，小儿痉厥抽搐，中风昏迷。

手法：补阴潜阳，宜用按摩；昏迷、抽搐，宜直刺5～8分。

以上各穴，参见图15。

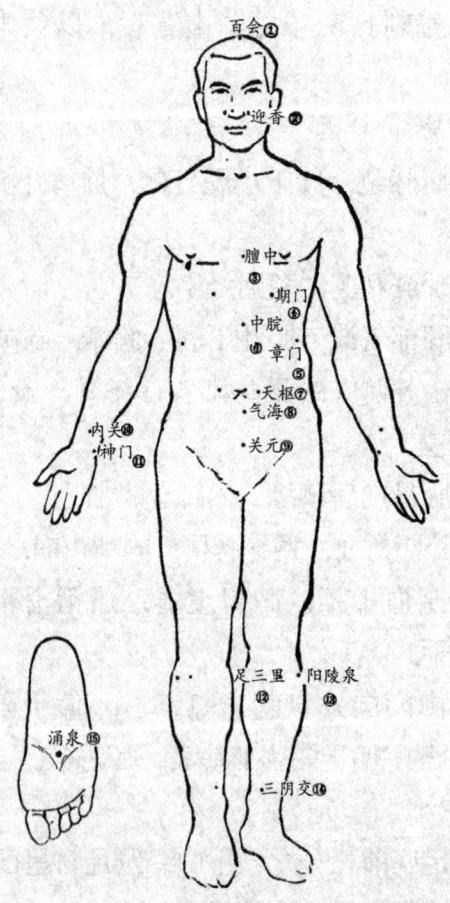

图15　头、面、胸腹、四肢穴位图

2.头、背、腰部穴位

①风池

取穴：颈后枕骨下缘，与乳突下缘相交，大筋外侧凹陷处。

功效：舒风散寒，通鼻窍，御外邪。

主治：风寒感冒，颈肩强痛，鼻塞不通，卫气不固，易感风寒。

手法：斜向对侧眼窝方向刺8分~1寸。预防感冒，以按摩为主。

②大椎

取穴：背部正中线，第七颈椎与第一胸椎之间（取穴时可用手指按触椎体，头部左右活动，颈椎可随头部活动而动；胸椎则无动感）。

功效：益气扶阳，祛风退热。

主治：阳气虚衰。脊背冷痛，外感热病。

手法：益气扶阳，以灸为主，或针灸结合；祛风退热，以针刺为主，忌灸。刺5分~1寸；灸5~10分钟。

③肺俞

取穴：第三、四胸椎之间，脊旁1.5寸处；或约二横指处。

功效：益气温肺，清热止咳。

主治：肺气久虚，寒痰壅肺；或风热咳嗽，阴虚肺痨。

手法：益气温肺，以灸为主；清热止咳，以针为主，忌灸。针刺5～8分；灸5～10分钟。

④心俞

取穴：第五、六胸椎之间，脊旁1.5寸处。

功效：宁心安神。

主治：心跳心慌，心律不齐，心动过速。

手法：因心气、心阳虚而致者，以灸为主，或针与灸结合；因心阴虚而致者，宜针刺，忌灸。针刺5分～1寸，灸5～10分钟。

⑤肝俞

取穴：第九、十胸椎之间，旁开1.5寸处。

功效：疏肝调脾。

主治：胁部胀痛，刺痛，脘腹胀满。

手法：由肝阳气虚所致者，宜以灸为主，或针与灸结合；由肝阴虚所致者，宜针，忌灸。针刺5分～1寸；灸5～10分钟。

⑥胆俞

取穴：第十、十一胸椎之间，旁开1.5寸处。

功效：利胆疏肝，理脾和胃。

主治：胁部疼痛，肝胆郁滞，肝胃不和，脾胃气滞。

手法：针刺5分～1寸。

⑦脾俞

取穴：第十一、十二胸椎之间，旁开1.5寸处。

功效：调补脾胃，温中散寒。

主治：脾胃气虚、阳虚，脾胃虚寒，脾虚泄泻，脾虚气滞。

手法：以灸为主，或针与灸结合。针刺5分～1寸；灸5～10分钟。

⑧胃俞

取穴：第十二胸椎与第一腰椎之间，旁开1.5寸处。

功效：开胃醒脾，理气消食。

主治：食欲不振，食少纳差，胃脘疼痛，食积气滞。

手法：胃气、胃阳虚者，宜以灸为主，或针灸结合；胃阴虚者，宜针，忌灸；食积气滞者，宜针，少灸。针刺5分～1寸，灸5～8分钟。

⑨命门

取穴：第二、三腰脊之间，脊正中线。

功效：温肾扶阳，补肾固精。

主治：肾虚阳痿，遗精滑精，白带过多，腰脊冷痛，肾虚耳鸣，肾虚泄泻，夜尿次多。

手法：偏于肾气、肾阳虚者，宜多灸少针，或只灸不针；偏于肾阴虚者，宜针刺，忌灸。针刺5分～1寸，灸5～10分钟。

⑩肾俞

取穴：命门旁开1.5寸处。

功效、主治，手法与命门穴相同。

⑪志室

取穴：肾俞旁开1.5寸处。

功效：补肾固精，利尿消肿。

主治：早泄阳痿，遗精滑精，腰部疼痛，小便不利。

手法：与命门穴相同。

⑫大肠俞

取穴：第四、五腰椎之间，旁开1.5寸处。

功效：宽肠理气。

主治：胃肠气滞，大便燥结，痢疾，腰痛等。

手法：直刺8分～1.5寸，灸3～5分钟。急性痢疾、泄泻，忌灸。

⑬小肠俞

取穴：平骶骨第一骶后孔，后正中线旁开1.5寸凹陷处。

功效：理气宽肠，固精缩尿，通经活络。

主治：胃肠气滞，大便燥结，遗精遗尿，腰骶及下肢痹痛。

手法：直刺5分～1.5寸，灸3～5分钟。

以上各穴位，参见图16。

附二 针灸、按摩穴位图示

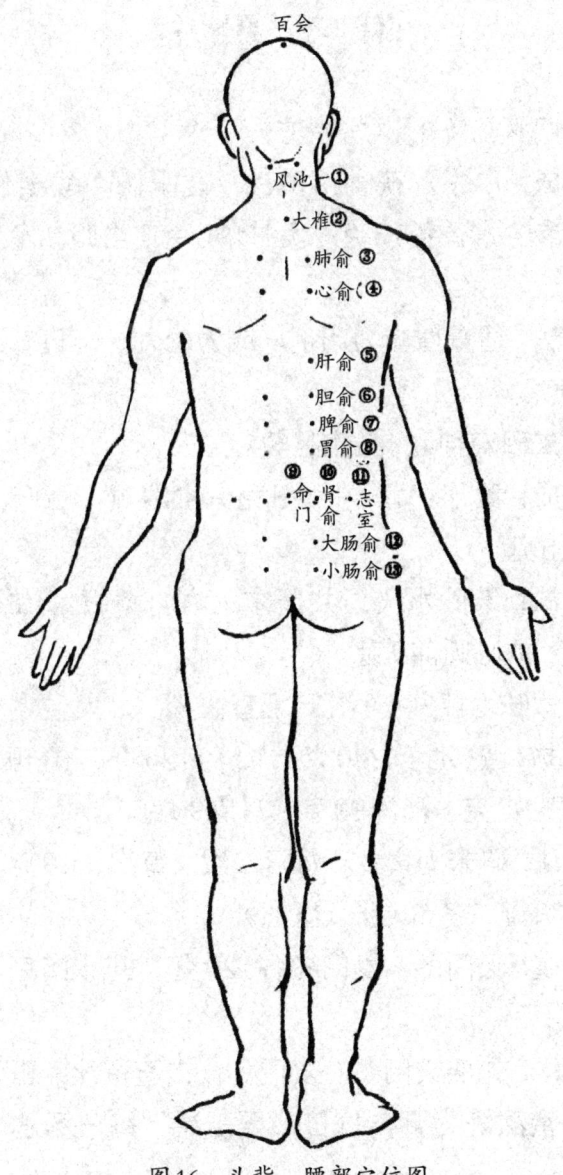

图16 头背、腰部穴位图

附三 附方

1. 归脾汤（丸）《济生方》

组成：白术、茯神、黄芪、龙眼肉、酸枣仁各30克 党参、木香各15克 炙甘草6克 当归、炙远志各3克。

用法：适量增减为汤剂。或为蜜丸。一日二次，每次6～9克。

2. 朱砂安神丸《兰室秘藏》

组成：黄连4克 朱砂3克 生地黄、当归、炙甘草各1.5克。

用法：朱砂水飞，共研末为丸。一日二次，每次6～9克；或临睡前9克。

3. 六味地黄丸《小儿药证直诀》

组成：熟地黄240克 山药120克 山萸肉120克 茯苓90克 泽泻90克 丹皮90克。

用法：研末为蜜丸。每日二次，每次6～9克。

4. 贝母二冬膏《张氏医通》

组成：天门冬、麦门冬各120克 贝母15克 蜂蜜500克。

用法：先煎天门冬、麦门冬，去渣留汁，再入贝母粉、蜂蜜熬炼为膏。每日二至三次，每一汤匙，开水冲服。

5.补中益气汤（丸）《脾胃论》

组成：黄芪15克　党参12克　白术12克　炙甘草6克　当归9克　陈皮3克　升麻3克　柴胡3克。

用法：水煎服。或倍量为蜜丸，每日二至三次，每次6～9克。

6.玉泉丸《沈氏尊生书》

组成：乌梅30克　天花粉30克　麦门冬60克　人参9克　葛根30克　淮山药60克　黄芪15克。

用法：研末为蜜丸。每日二至三次，每次6～9克。

7.润肠丸《沈氏尊生书》

组成：当归9克　生地黄30克　桃仁9克　火麻仁15克　枳壳9克。

用法：研末为蜜丸。每日二至三次，每次6～9克。

8.麻仁丸《伤寒论》

组成：麻子仁30克　大黄6克　杏仁30克　枳实9克　厚朴9克　白芍15克。

用法：研为细末，炼蜜为丸。每日一至二次，每次3～6克。

9.香砂养胃丸《沈氏尊生书》

组成：茯苓、白术各15克　陈皮、制半夏、大枣、制香附、砂仁、木香各9克　枳实、白蔻、厚朴、藿香、甘草、生姜各6克。

用法：水煎服。或研末，水泛为丸。每日二至三次，每次3～6克。

10. 健脾丸《经验方》

组成：党参30克　麦芽15克　白术15克　陈皮9克　枳实6克　楂肉12克　蜂蜜适量。

用法：水煎服。或倍量为蜜丸，每日二至三次，每次9克。

11. 藿香正气丸（散）《太平惠民和剂局方》

组成：藿香30克　苏叶、白芷、大腹皮、茯苓各30克　白术、半夏曲、陈皮、厚朴、桔梗、炙甘草各60克。

用法：研为细末；或为丸剂。每日二至三次，每次6～9克。或减量为煎剂。

12. 理中丸《伤寒论》

组成：党参、干姜、炙甘草、白术各90克。

用法：研末，炼蜜为丸。每日至三次，每次6～9克。或减量煎服。

13. 附子理中丸《太平惠民和剂局方》

组成：理中丸方加熟附片30克。

用法：同理中丸。

14. 加减地黄丸

组成：生地黄、熟地黄各60克　桑椹子30克　淮山药120克　泽泻24克　地骨皮15克　丹皮12克　茯苓30克　五味子60克　郁金24克。

用法：研为细末，炼蜜为丸。每日二至三次，每次

6～9克。

15. 杞菊地黄丸《医级》

组成：六味地黄丸加枸杞60克、菊花15克。

用法：同六味地黄丸。

16. 知柏地黄丸《医宗金鉴》

组成：六味地黄丸加炒黄柏12克、知母15克。

用法：同六味地黄丸。

17. 五子补肾丸《丹溪心法》

组成：菟丝子、五味子、覆盆子、枸杞子、车前子各等分。

用法：研为细末，炼蜜为丸。每日二至三次，每次6～9克。

18. 桂附地黄丸《金匮要略》

组成：六味地黄丸加肉桂30克，制附片30克。

用法：同六味地黄丸。

19. 济生肾气丸《济生方》

组成：桂附地黄丸加牛膝30克、车前子30克。

用法：同桂附地黄丸。

20. 玉屏散《世医得效方》

组成：黄芪180克　白术120克　防风60克。

用法：散剂，每日二次，每次6～9克。

21. 麦味地黄丸《医级》

组成：六味地黄丸加麦门冬60克、五味子30克。

用法：同六味地黄丸。

22. 左归丸《景岳全书》

组成：熟地黄240克 山药（炒）120克 枸杞120克 山茱肉120克 川牛膝90克 菟丝子120克 鹿角胶（炒珠）120克 龟板胶（炒珠）120克。

用法：研为细末，炼蜜为丸。每日二次，每次6～9克。

23. 黑锡丹《和剂局方》

组成：黑锡、硫黄、沉香、小茴香、木香、阳起石、胡芦巴、破故纸、肉豆蔻、川楝子、制附片各30克 肉桂15克。

用法：有市售成品，制法从略。用量：成人每次4～6克；小儿减半；重证急救可用至9克，每日一至二次。

24. 逍遥丸（散）《太平惠民和剂局方》

组成：柴胡、当归、白芍、白术、茯苓各30克 炙甘草15克。

用法：为粗末，每服9克，加生姜9克、薄荷少许同煎服。或为细末，水泛为丸，每服6～9克，每日二至三次。亦可减量为煎剂。

25. 越鞠丸《丹溪心法》

组成：苍术、香附、川芎、六曲、炒山栀子各等分。

用法：研细末，水泛为丸。每日二至三次，每次6～9克。

26. 八珍丸（汤）《正体类要》

组成：当归、党参、白芍、炒白术、茯苓、熟地黄各9克　川芎6克　炙甘草3克。

用法：水煎服。或倍量研末为蜜丸，每日二至三次，每次9克。

27. 十全大补丸（汤）《医学发明》

组成：八珍汤加肉桂3克、黄芪12克。

用法：同八珍汤。

28. 人参养营丸（汤）《和剂局方》

组成：八珍汤去川芎，加黄芪12克、肉桂3克、五味子6克、炙远志6克、生姜6克、大枣6克。

用法：同八珍汤。

29. 右归丸《景岳全书》

组成：熟地黄240克　山药120克　山萸肉90克　枸杞子120克　杜仲120克　菟丝子120克　熟附片60~180克　肉桂60~120克　当归（便溏勿用）90克　鹿角胶（炒珠）120克。

用法：研为细末，炼蜜为丸。每日二次，每次6~9克。自配丸药，可按比例适当减量，以免过多变质。亦可减量为煎剂。

注：所附成药，多有成品出售，不必自作。方中剂量，按原方折合，并根据实际情况，部分剂量略有增减。